あなたには
なぜ
プロテインが
必要なのか？

ゼロからはじめるプロテイン生活

山本圭一
Keiichi Yamamoto

メディアパル

プロテインは「魔法の粉」ではない――はじめに

「プロテイン」という言葉からあなたは何を連想されるでしょうか?

ためしに、街の人に聞いてみました。

筋肉、マッチョ、アスリート、体育会系、おいしくない、ダイエット……。

そして、もっとも多かった回答がこれ。


「最近、よく見聞きするけど、効くんですか?」


近ごろは、スーパーやコンビニで「プロテイン○○」という商品をよく見かけます。

また、ディスカウントストアやドラッグストアには「プロテインコーナー」が設けられ、さまざまな商品が、キャッチーなポップ広告とともに並んでいます。

「理想の筋肉に」「体を絞る」「ダイエットに最適」「成長期の体をサポート」「高齢期の味方」……。**まるで「体づくりの魔法の粉や特効薬」であるかのような扱い**です。

素直な日本人は、こうしたブームに流されがちです。**でも、ちょっと待って!**

いま、プロテインの売り上げが驚異的に、そして世界的な規模で伸びています。

「売れるものをとことん売ろう」とするのは経済の鉄則で、近々、海外から巨大なプロテインの企業が日本に進出してきます。そうなればブームにますます拍車がかかり「誰もがプロテイン」「なんでもかんでもプロテイン」「プロテインさえ飲めば大丈夫」という風潮が加速しそうです。そこに僕は、強い不安を抱いているのです。


僕は体づくりの専門家で、30年間、プロテインを愛用しています。

また、トレーナーとして、これまで多くの人にプロテインを勧めてきました。

さらにいまでは、プロテインの会社を経営し、ブレンダーをしています。

その意味では**「プロテインを知り尽くした実践者のひとり」**と言えます。

だからこそ、「プロテインってなんなの？」とワケもわからぬまま、それが「魔法の粉や特効薬」であるかのように崇《あが》められ、利用されることが心配なのです。

本書では、プロテインや体づくりのことを、できるだけわかりやすく、正直に書きます。良いも悪いも含め、**真実のプロテイン**を知ってもらえたらうれしいです。

山本圭一

contents

2

章

プロテインの中身を知ろう

プロテインの種類や原材料

3章

体はたんぱく質を欲している

なぜプロテインが必要なのか

4章

間違いだらけのプロテイン

電卓片手に選んでみよう

5章

プロテインと賢くつき合う方法

利用者別、ワンポイントアドバイス

6
章

体は運動によってつくられる

筋力を保つ、山本式ガテン系トレーニング

7
章

体と栄養素の知っておくべき話

知ってて知らない自分の体

8
章

プロテインと僕の話

プロテインの新たな可能性

1章 ゼロからわかるプロテイン

そのメリットから
よくある誤解まで

プロテインを飲むメリット

冒頭ではありますが、まずは、はっきりお断りしておきます。

プロテインは魔法の粉ではありません。ただの食品です。

もう少し詳しく言うと、**たんぱく質加工食品**です。

もしもあなたが、プロテインになんらかの幻想を抱き、あなたの体を理想のパーフェクトボディに変えてくれる、などと期待しているなら、それは大いなる誤解です。いますぐ、その希望的な思い込みは捨てるべきです。

また、それを期待して本書を読むなら、裏切られた気持ちになるかもしれません。

しかし、**プロテインがあなたの強い味方になってくれることは間違いありません。**

なぜなら、**プロテインは、たんぱく質を、安く、気軽に、素早く吸収できる理想的な食品**だからです。

この本では、そんなプロテインの魅力と可能性をさまざまな観点からお話しします。

手始めに、プロテインのメリットをいくつか挙げてみます。

メリットその1

脂肪分が少ないので、余計なカロリーをとらず、たんぱく質を摂取できる。

だから子どもや高齢者、アスリートやダイエッター、すべての人に効果的です。

メリットその2

水で溶かして飲むだけなので手軽。

だから忙しい人も面倒くさがりの人も、食べるのが困難な人にもオススメです。

メリットその3

たんぱく質1グラム当たりの価格が、肉や魚などよりも安い。

だから食べ盛りや成長期の子どもがいる家庭には、経済的にもうれしいです。

メリットその4

消化がよく、吸収も速い。胃腸や内臓への負担も少ない。

だから筋肉など体の組織の合成が素早くでき、健康な体を維持、向上できます。

メリットその5

健康効果が期待できる。免疫力アップ、血中コレステロール低下、血糖値の上昇抑制、抗炎症作用、鎮痛作用、内臓脂肪や中性脂肪の減少……などが報告されています。

プロテインの利用法

プロテインは、正しくは「プロテインパウダー」と言います。「たんぱく質の粉」という意味です。粉なので、そのままでは口にできません。**水で溶いて飲むのが基本。**シェイカーにプロテインパウダーと水を入れてシャカシャカ振るだけ。**だから、とても手軽**です。

僕が好きなのは、ちょっと冷たい水に溶かしたものです。

プロテイン専用のシェイカーも販売されていますが、それを使う必要はありません。「100円ショップ」で売っているものでも、なんでもかまいません。コップに入れてスプーンでかき混ぜても溶けるまで時間がかかるので（溶ける製品もありますが）、やはり、シャカシャカとシェイクするのが基本です。

言うまでもありませんが、フタをしっかり閉めないと、飛び散るのでご注意を。

プロテインは水で溶くのが基本

①水を入れる
※粉を先に入れると粉が底にへばりついてしまう。水の量は商品によって異なる。水はやや冷たい方が泡立ちを抑えられる。
※お湯で割るのはNG。

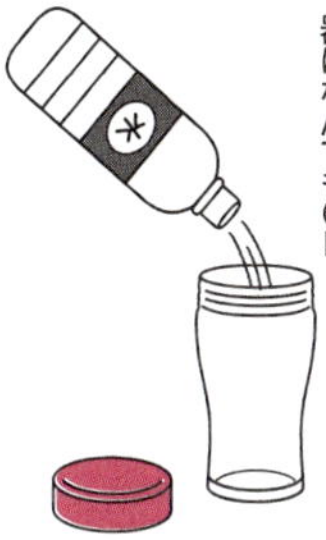

②粉を入れる
※ほとんどのプロテインは「付属のスプーン何杯」という表示だが、最初のうちは何gか計り、正確な量を入れるように心がける。

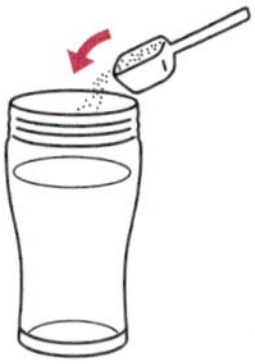

※スプーンが濡れてしまったり、濡れたり汚れた手で袋に手を突っ込むのはNG。菌が繁殖してカビたりして品質が低下する。

③シェイクする
※最低でも8秒くらい。
※シェイク後は商品によっては泡立つので、多少冷蔵庫で冷やして泡立ちを抑えてから飲むとよい。

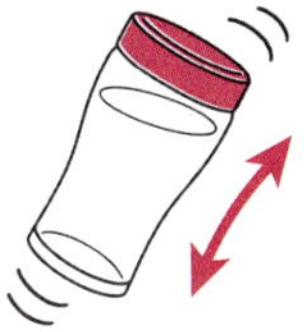

注意
一度シェイクしたプロテインは最低でも当日中には飲むようにすること。

お湯で割るのもやめましょう。温度が高いほど、ダマになってしまいます（固まりができてしまいます）。

また、高温のお湯を入れてシェイクするとシェイカー内の空気圧が変わって、フタが外れることがあるので危険です。

「プロテインの泡立ちが嫌い」という人は次のことを試してみましょう。

・泡は時間とともに消えます。10分くらい待てば、ほとんどなくなります。

・冷たい水で溶いたほうが、泡立ちは抑えられます。

・シェイクしたプロテインをコップに移して飲むと、泡が落ち着きます。

牛乳で溶くのは考えものです

牛乳に溶いて飲む人も多いようですが、僕はオススメしません。

なぜなら、牛乳が消化吸収の邪魔をしてしまうからです。

プロテインは、本来、たんぱく質を素早く吸収するためのものなので、わざわざそれを遅らせることはない、と僕は考えています。

牛乳は200ccで約7gのたんぱく質を含むので、目的にもよりますが、本来は、牛乳を飲むだけで十分。あえてプロテインパウダーを混ぜる必要を僕は感じません。

オレンジジュースで割るのは、「まあ、ありかな」とは思います。

糖分が入っているので、たんぱく質の吸収効率が上がるからです。

ただし、プロテインにはチョコレートなどの味付きが多く、それをオレンジジュースと混ぜて本当においしいのか？　という疑問は残ります。

また、カロリーが高くなってしまうことも考慮すべきでしょう。カロリーを抑えてたんぱく質が摂れることもプロテインのメリットだったはずです。それなのに、わざわざカロリーを高くすることはないと思うのです。

昨今では、プロテインを料理に入れて使う人もいると聞きましたが、僕には理解できません。果たして、そこまでしてプロテインを摂取する必要があるのでしょうか？

本来、栄養素はしっかりと3度の食事を食べて摂取するものです。

プロテインは、あくまでも、たんぱく質が不足したときや、栄養バランスが悪いときの「栄養補助食品」です。

そもそも、チョコレートやココア風味の粉を入れたら、せっかくの料理がまずくなりそうです。お菓子にしたら、余分なカロリーを摂ることになります。

また、加熱したり、温度の高いものを加えたりすると、ダマになります。そこまでして、**料理に使う意味があるのか**、と思うのです。

まあ、これは個人の好みの問題なので、どのように使うかはあなたの自由なのですが、ブームに乗せられ、プロテインを消費することが目的になっているようないまの風潮に、僕は強い違和感を覚えてしまうのです。

プロテインはドカ飲みではなく、こまめに飲む

たんぱく質を食事で十分に摂取できているならプロテインを飲む必要はありません。それ以上に摂取すれば、余分な脂肪をつけてしまうことになります。

いっぽう、たんぱく質が不足している場合や、1日の中でバランスの悪い取り方をしている場合は、プロテインはとても有効です。

体重60kgの人の場合、1日に必要なたんぱく質は60gほどです。

朝昼晩の3食でバランスよく摂るなら、1回に20g程度が必要になります。

朝食はコーヒーと食パン1枚、という人を例にしてみましょう。

食パン（6枚切り）1枚のたんぱく質量は5・6g、コーヒー1杯は0・3gほど。パンとコーヒーだけだと、たんぱく質は6gしか摂れないので、不足しています。

「だから、朝食でプロテインを飲み、不足分を補う」というのは正しい考え方です。

しかし、不足した分を、夕飯で一気に補おうとするのは、正しくありません。

プロテインはこまめに飲む！

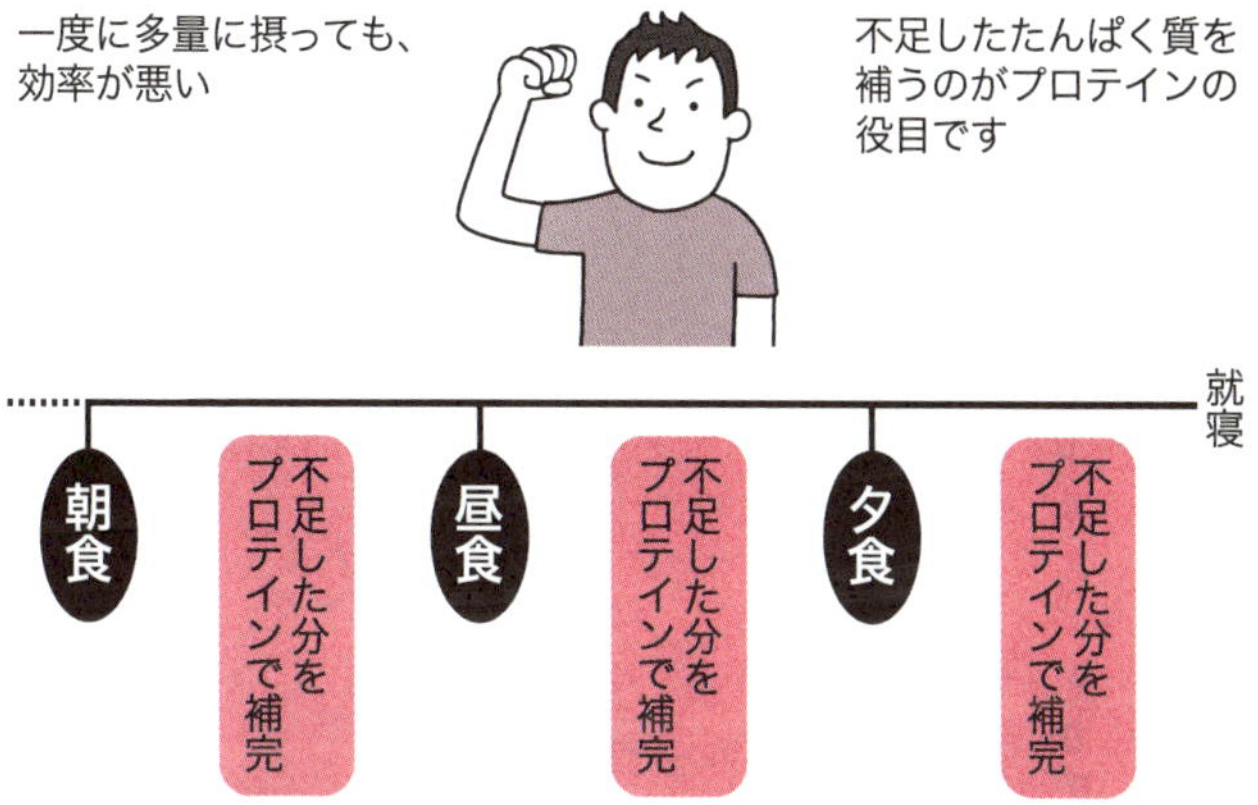

仮に、朝食のたんぱく質量は6g、昼食は10gだったとしましょう（合計16g）。

「たんぱく質は体重60kgの人で1日に60g程度必要なので、夕飯で44g摂取して帳尻を合わせる」と考えがちですが、これはバランスの悪い摂り方で、お勧めできません。

体内で1度に処理できるたんぱく質量には限度があると言われており、一度に多く摂取すればいいというものではないからです。

必要以上に摂っても、排出されるか脂肪に変わってしまい、なんのためにタンパク質を摂取するのかわからなくなってしまいます。

たんぱく質は、こまめに、適量を摂るのが基本。プロテインも**「ドカ飲みではなく、こまめに飲む」**のが鉄則です。

プロテインはいつ飲むか？

プロテインは「栄養補助食品」であり、食事で十分に摂れなかったたんぱく質を補完するのが、本来の役目です。

その意味では、たんぱく質が不足しがちな**朝食時に飲むのがオススメ**です。

また、昼食をたくさん食べると午後に眠くなってしまう、というビジネスパーソンは、**昼食を軽めにとり、プロテインで不足分を補う**のもよいでしょう。

大切なのは、たんぱく質を定期的に体に送り、常にたんぱく質（アミノ酸）が体内に十分にある状態にすることなのです。

食前か、食後かは、どちらでもかまいません。

一般的には「食後」とされていますが、食前だってよいし、食事中だって全然かまわないのです。**僕としては、むしろ、食前を勧めています。**

プロテインは食前に飲んでもよい

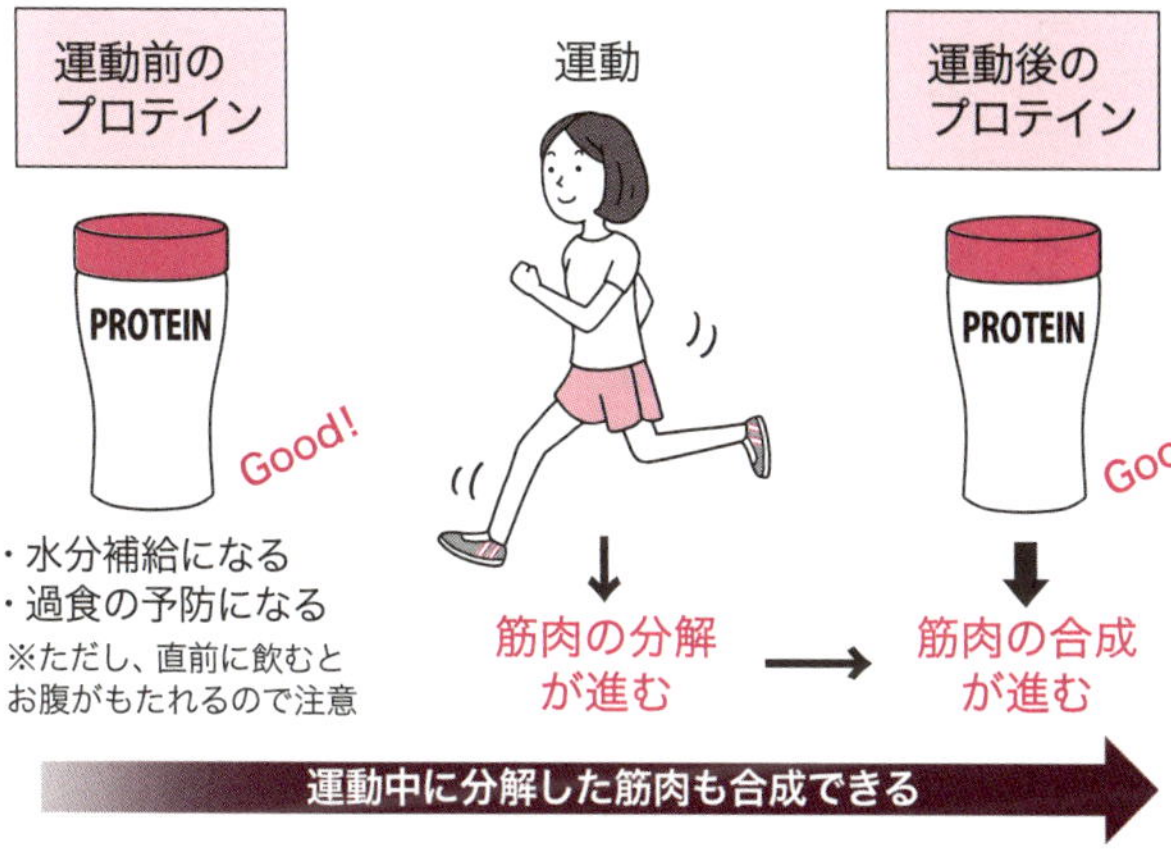

多くの人は、慢性的に水分が不足した状態にあるので、水分補給としても効果的ですし、また、食事の前に飲むことで満腹感が得られ、食べ過ぎの予防にもなるからです。

いっぽう、スポーツをする人やアスリートの中には、**「運動後30分以内に飲む」**という教えを守っている人もいるでしょう。

これは運動中に筋肉の分解が進むためです。そのため運動後は、体がいつもより積極的にたんぱく質を摂り込もうとします。

つまり、**運動後**は、筋肉の合成が進みやすい（筋肉がつきやすい）状態にあり、この時間帯は**「プロテインのゴールデンタイム」**というわけです。

プロテインの正しい知識◉プロテイン神話のウソ？ホント？

プロテインの利用者が増えるにしたがい、世間には**「プロテイン神話」**とも言うべき、さまざまなウワサが出回るようになりました。

代表的なのは**「プロテインを飲むとムキムキになる」**というもの。

しかし、これは**イメージからくる誤解**です。

そうした「神話」が、プロテイン人気を後押ししているのですが、いっぽうで、誤った使い方にもつながっています。そこで、よく耳にする「よいウワサ、悪いウワサ」を取り上げながら、その真偽についてお話しします。

プロテイン神話その1

プロテインパウダーを飲むだけで筋肉がムキムキになる?!

【正しい考え】**飲むだけでムキムキにはなりません！**

プロテインを飲むだけでは筋肉はつかない

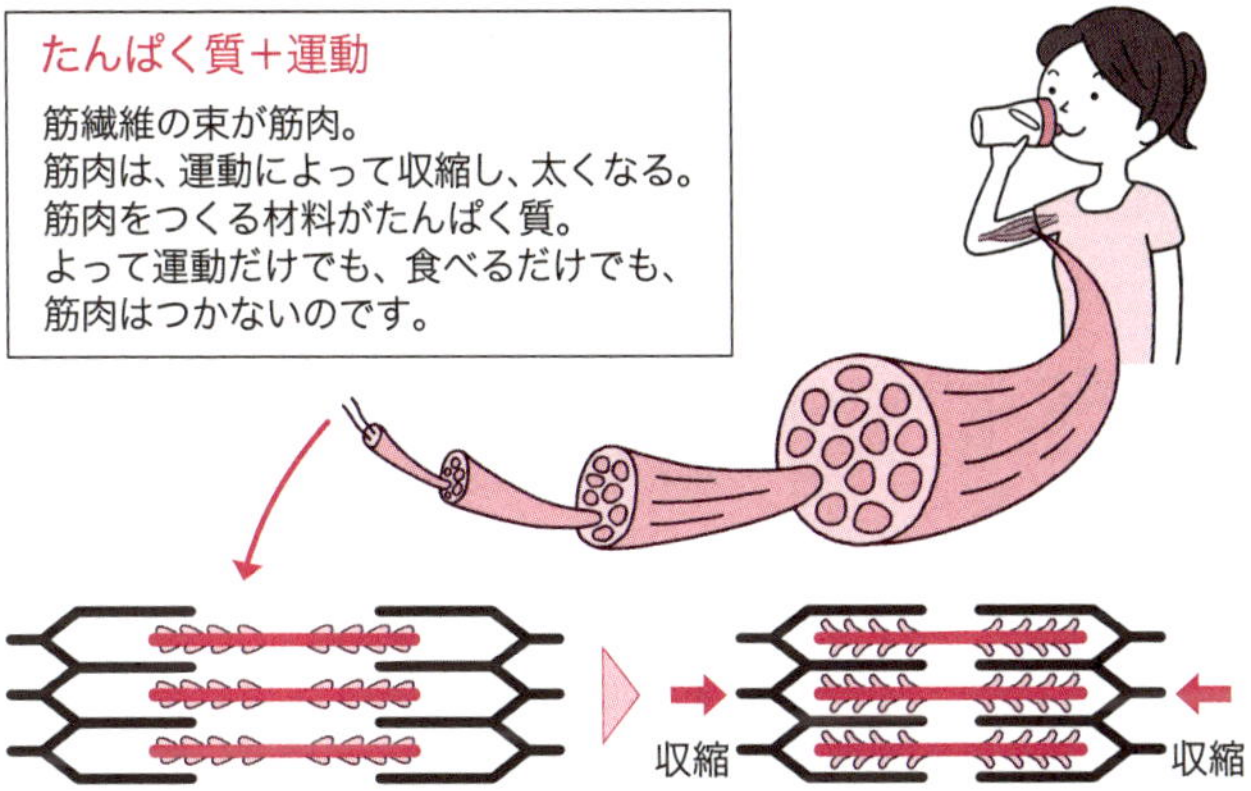
たんぱく質＋運動
筋繊維の束が筋肉。
筋肉は、運動によって収縮し、太くなる。
筋肉をつくる材料がたんぱく質。
よって運動だけでも、食べるだけでも、
筋肉はつかないのです。
収縮
収縮

プロテインパウダーはあくまでも食品の一種であり、薬ではありません。

ですから、飲むだけで筋肉がムキムキになることはありません。

これは食事でも同じで、筋肉は、栄養素を摂取しただけでは太くなりません。

「たんぱく質＋運動」。

このふたつがそろってはじめて、筋肉は太くなっていきます。

ですから、運動だけして、何も食べなかったら、やはり筋肉はつきません。

アスリートたちは厳しいトレーニングをし、バランスのよい食事をとるよう心がけています。そのうえで補助的にプロテインも飲む。

だから筋肉がムキムキになるのです。

プロテイン神話その2

プロテインパウダーは薬である?!

【正しい考え】プロテインパウダーは食品です!

プロテインパウダーは食品です。正しくは「たんぱく質加工食品」です。もっと言えば、牛乳や大豆のたんぱく質を粉末にしたものです。小麦粉は食品ですね。それと同じようなものと考えればいいでしょう。

いっぽう、薬は化学合成されたものです。臨床試験によって、その効果が科学的に実証され、さまざまな厳しい条件をクリアしたうえで「薬」と名乗っているのです。

しかし一部のプロテインメーカーでは、薬品を扱うレベルの工場でプロテインを生産していることをPRします。このためか、ただの食品であるプロテインが、まるで薬品やケミカル(化学製品)のような印象をもたれているようです。

「ドラッグストアに売っているから、体に効く薬なのだ」というのは誤解です。

そもそも、薬局には薬ではないものも多数売られています。たとえば、サプリメントもそのひとつで、薬ではなく食品なのです(これについては後述します)。

プロテイン神話その3

子どもはプロテインを飲んではいけない。背が伸びなくなる⁈

【正しい考え】むしろ子どもには積極的に飲ませたい！

たんぱく質は、体の組織をつくる材料として使われます。

子どもたちの体は成長段階にあり、筋肉も骨も皮膚も、体のすべてが大きくなっていきます。そのため、子どもの体は、大量のたんぱく質を必要としています。

体内にたんぱく質が常に満ちていればよいのですが、たいていの場合は不足しています。そんな子どもの体に、手軽にたんぱく質を満たせるのがプロテインです。

「人工的な食品は危険」と否定する人もいますが、それは誤解です。

プロテインは粉ミルクと同じようなものです。粉ミルクは危険でしょうか？　そうではありません。このおかげで乳幼児の生存率は格段に上がりました。

だから、プロテインを飲むと背が伸びなくなる、なんてこともありません。

骨の2割はたんぱく質でできています。また、プロテインは、カルシウムやミネラルも豊富に含んでいるので、筋肉だけでなく、骨も強く、大きくしてくれます。

プロテイン神話その4

プロテインを飲み過ぎると体に悪い?!

【正しい考え】一般的な量なら健康を害することはない！

たんぱく質の1日当たりの摂取基準は、体重1kg当たり1g程度です。

たとえば、体重60kgの人なら、60gとなります（後述します）。

こうした一般的な量を守っていれば、健康を害することは、まずありません。

しかし、継続的に過剰な摂取をした場合はわかりません。

たんぱく質を過剰に摂ると、腎臓や肝臓に負担がかかるからです。たんぱく質には窒素が含まれており、腎臓はこれを尿素に変えて排泄します。つまり、多く摂り過ぎれば、その分、腎臓の仕事量が増え、過剰労働になってしまうのです。

ただし、これは肉や魚などの一般の食品でたんぱく質を摂り過ぎた場合の話であり、プロテインの過剰摂取による健康被害はそれほど多く指摘されていません。

いずれにしても「過ぎたるはなお及ばざるがごとし」。常識的な範囲内で摂取することがいちばんです。

プロテイン神話その5

高齢者がプロテイン製品を飲むのは体に毒?!

【正しい考え】成人よりも多く必要です!

高齢になると食欲が落ちます。それは、運動量も減り、体内組織の代謝も不活発になるからです。

消費しなければ摂取する必要もなく、食欲がわかないのも、納得できることです。

自動車を動かさなければガソリンを入れなくていいのと同じ理屈です。

しかし、たんぱく質については違うようです。

高齢者は成人よりも多くのたんぱく質が必要ということがわかってきました。

たんぱく質が不足すると、筋力や免疫力が低下します。また、脳重量の低下や、たんぱく質不足によって身体活動の不活発が誘発され、認知機能などにも影響を及ぼすことが指摘されています。それは寝たきりの介護状態にもつながっていきます。

プロテインは水に溶くだけなので、食の細い方、あるいはひとり暮らしや料理の苦手な方も、手軽に、安定してたんぱく質が摂れるので、便利です。

プロテイン神話その6

プロテインを飲むとバカになる?!

【正しい考え】たんぱく質が不足すると脳の出力は落ちます！

「プロテインを飲むとバカになる」というのは、もはや笑い話ですね。

おそらく、勉強をおろそかにして、運動ばかりやっている学生さんが、プロテインを飲んでいたのでしょう。筋肉ムキムキで運動は得意だが、勉強はイマイチ……。

そんなことから、「プロテインを飲むとバカになる」と誰かが言い始め、それが広まった、というのが真相でしょう。

断言します。**プロテインを飲んでもバカにはなりません！**

むしろ、運動をやる人は、積極的に飲んだほうがよいでしょう。たんぱく質が不足すると、脳の出力が落ちるからです。

一流のアスリートは、戦略的に栄養を摂り、効果的にトレーニングすることで結果を出します。「筋肉バカ」では、それができません。プロテインを上手に活用できるか否か、そこが賢いアスリートと筋肉バカの違いかもしれません。

プロテイン神話その7

人工甘味料が入っているから肥満やがんになる?!

【正しい考え】**なりません！　ただし甘すぎるものは注意が必要かも。**

たとえば、一般的なプロテイン製品は、スクラロースやアスパルテームなどの人工甘味料を使用しています。

これは世界的に使用が認められている安全な素材です。

こうした人工甘味料には、砂糖の600倍もの糖度があり、少ない量で甘味を出すことができます。砂糖を使うよりもカロリーは抑えられますから、甘味料によって肥満になるとは考えられません。

しかし、砂糖とは違い満足感がないので、くり返し甘いものを求めるようになり、ついお菓子に手が伸びたりして、カロリー過多になる人もいます。

僕が危惧しているのは、海外のプロテイン製品の中には、甘みがとても強いものがあること。これには注意が必要かもしれません。

プロテインとがんとの関係については、科学的根拠が見当たりません。

プロテイン神話その8

プロテインはアスリートのための飲み物?!

【正しい考え】いえ、プロテインパウダーは万人向けです!

次の話は僕が先輩から聞いた話なので、真偽のほどが定かでないのですが……。

日本におけるプロテインは、大豆から始まったそうです。豆腐をつくるときに「おから」が余った。でも、おからは高たんぱくなので、捨てるのは惜しい。

「よし、粉末にして売りだそう。水分で溶いてもらえば飲めるだろう」。

そんな経緯で、日本における初期のプロテインが生まれたそうです。

僕が30年前に飲んでいたプロテインも、ほぼおから。本当にまずくて、飲めたものではありませんでした。そこに甘味料を入れると、さらにまずくなる。

「こんなまずいものを誰が飲むんだろう?」と考えた末に、白羽の矢が立ったのがアスリートだったというわけです。

筋肉をつけたいなら、まずくても飲みなさい。自分を厳しく鍛えるのだ——。

こうして「プロテインはアスリートの飲み物」という概念ができたのでした。

プロテインは僕の相棒です

ここで、僕のことについて、少しお話しさせてください。

僕は1年前から、プロテインの製造受託会社の代表をしています。

その経緯については、本書の最終章でお話ししますが、2011年に起きた東日本大震災の後、僕は宮城県の雄勝《おがつ》という町に移住し、そこで漁師になったのです。

その前は、東京でパーソナルトレーナーをしていました。僕がトレーニングの魅力にとりつかれたのは中学生のとき。それ以来、ひたすら自らの体と心を鍛え上げることに邁進《まいしん》しました。それはまさに「鍛錬の道」と言えるもので、漁師になったのもジムでの鍛錬に限界を感じ、その先を追い求めたからです。

これまでプロテインは相棒のようなものでしたが、そんな僕が、プロテインを仕事にしようと思ったのは、いくつかの大きな危機感を抱いたからです。

プロテインへの注目が高まる中、「なんにでも効く特効薬」のように扱われ、間違った知識で使用する人が増えていることに、強い不安を覚えたからです。

もうひとつは、宮城の地で見た現実と、東京で感じた危機感からです。

東日本大震災の後、被災地の人々は、栄養のバランスを大きく欠いていました。

そんな中で、**体へのダメージが色濃く出たのが、高齢者と子ども**でした。

避難所での配給品は、どうしてもおにぎりやパンなどの炭水化物が多くなりがちで、**たんぱく質が圧倒的に不足**していました。

すると、次第に、高齢者が元気をなくしていったのです。

もちろん、震災の精神的なダメージは甚大《じんだい》です。避難所での動かない生活も大きく影響していたでしょう。それに加え、たんぱく質の不足が大きな影を落としました。

たんぱく質不足は筋力の低下をもたらしました。それは徐々に活動の気力も奪っていきました。動かないから食欲もわかず食べなくなる。すると筋力はさらに低下し、動くのが億劫《おっくう》になる。こんな悪循環によって高齢者が元気をなくしていったのです。

そのような状況を見かねて、僕は、被災地の高齢者にプロテインを配布しようと動きました。しかし、役所の担当者は知識がなく「安全性が確認できない」とか「逆に、体に悪そうだな」などと断られることが多く、たんぱく質不足を解消することはできなかったのです。

東京でもたんぱく質不足を実感

ときどき帰ってくる東京でも、僕はたんぱく質の不足に気づきました。

電車に乗り、なにげなく、座っている若い女性の頭部を見たときのことです。

あれ？　髪の毛が細く、薄いように感じました。目の錯覚かと思い、隣の女性を見たけど同じ。奥にいる女性もそうでした。スタイル抜群の若くて美しい女性です。

みんな毛髪がやせ細っています。顔色や肌の質がよくないのも気になりました。

たんぱく質が足りていないのは明らかでした。


筋肉は、たんぱく質からできていることは、よく知られていますね。

しかし、たんぱく質は、筋肉だけでなく、臓器や皮膚、骨、血液、髪の毛、体毛、爪、体内のホルモンや免疫物質など、体のあらゆる部位の原料となっています。

つまり、たんぱく質は、私たちの体をつくっている大本なのです。

不足すれば、健康な体は維持できず、動けなくなってしまうのは当然です。

そのように、たんぱく質不足の人がいるいっぽうで、たんぱく質の重要性が喧伝《けんでん》されてもいました。

「プロテインダイエット」はその一例でしょう。

「たんぱく質を摂ると食欲が抑えられる」とか「糖質を制限して（炭水化物を減らして）、たんぱく質を摂る」という理論が支持され始めたのです。

もちろん、理論的には、正しいかも知れませんが、それが拡大解釈されて、「プロテインを飲むとやせる」とか「炭水化物をいっさい食べない」という話になってきたのです。

プロテインは有効だが万能ではない

テレビの情報番組では、「健康情報」を盛んに特集しています。

近年は、高齢化社会を反映して「長寿の秘訣は○○」というものを目にします。

また、同様に「○○ダイエット」というものも、世間にはあふれ返っています。

正直、何がいいのかは、現段階ではわかりません。

ただ、ひとつ言えるのは、「これだけを食べていれば健康になれる」とか「この方法さえやっていればやせる」というものはないということです。

なぜなら、体は、ひとりひとり違うからです。

生活や環境も違うし、仕事や行動も違います。

このため、万人に通じる健康法などなく、自分の体に合うものを、自分で試したうえで判断するしかないわけです。

Aさんには最適な健康法が、Bさんには合わないことも考えられるのです。

体と食事の関係については、もうひとつ、確実に言えることがあります。それは、**食べたものが体をつくる材料となり、体を動かすエネルギーになる、**ということです。

その意味では、プロテインは、体に有効であることは確かです。

しかし、万人に必要なわけではありません。

本来、たんぱく質は、食品から摂取できる栄養素だからです。

ふだんの食事で足りているなら、プロテインを摂取する必要などないのです。

必要な人が、必要に応じて、必要な量だけ摂取する――。

過剰な摂取や、目的を誤っての摂取は、意味がないばかりか、害にもなりかねないことを知っておくべきでしょう。

2章 プロテインの中身を知ろう

プロテインの
種類や原材料

プロテインの中には何が入っているのか

一般的なプロテイン製品には、次のようなものが含まれています。

・主原料

たんぱく質の粉、つまりプロテインパウダーです。「ホエイ」（牛乳からつくられるもの）や「ソイ」（大豆からつくられるもの）などがあります。

・乳化剤／消泡剤

たんぱく質は、基本的に水に溶けません。それだと飲みにくいので、乳化剤を入れたり、特別な造粒加工を施したりして、溶けやすくします。業界では溶けていることを「溶解」と言いますが、乳化剤は「溶解性」を高めるもので、完全に溶かすものではありません。また、消泡剤は、「泡立ち」を抑える役目もします。

・甘味料

主原料のプロテインパウダーは原料の質によっては、それだけでおいしい物もありますが（原料メーカーによって差があります）、お菓子のような味が定着している昨今のプロテインを飲みなれている方ではおいしく感じないかもしれません。

そこで、甘味料を入れて甘味をつけるのです。パッケージの裏の「原材料名」の欄に、スクラロースとかアスパルテームなどと記されているものがそれです。

天然のものもありますが、ほとんどは人工甘味料です。砂糖の600倍近い糖度があり、ひじょうに少ない量で甘さを感じさせることができます。

・香料

いわゆるフレーバー（香り成分）です。「ココア風味」とか「チョコレート風味」などがよく見られますが、味の秘密はこの香料にあります。人間の味覚は、甘いだけでは味を感じません。香り（匂い）と甘さがそろって「味」として認識します。

これがプロテイン製品の基本的な構成です。しかし、これだと各社、同じような製品になってしまいます。そこで、差別化を図るためにも「〜に効果がある」とされているような成分をプラスするのです。「○種類のビタミン入り」とか「クレアチン配合」「HMB配合」などがそれ。しかし、こうした「プラスα」の成分が多く入れば入るほど、肝心のプロテインパウダーの割合は減っていってしまうのです。

一般的なプロテイン（チョコ味）の構成例

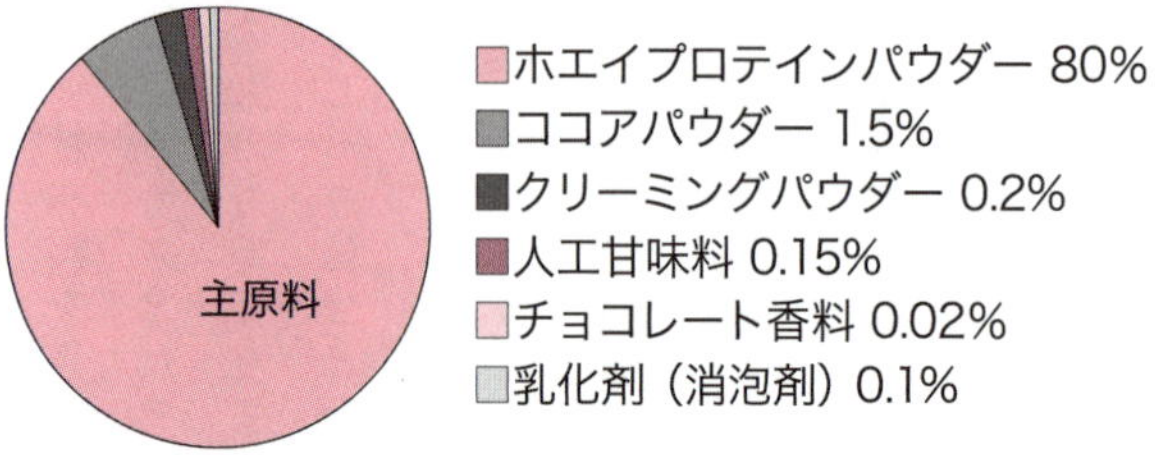

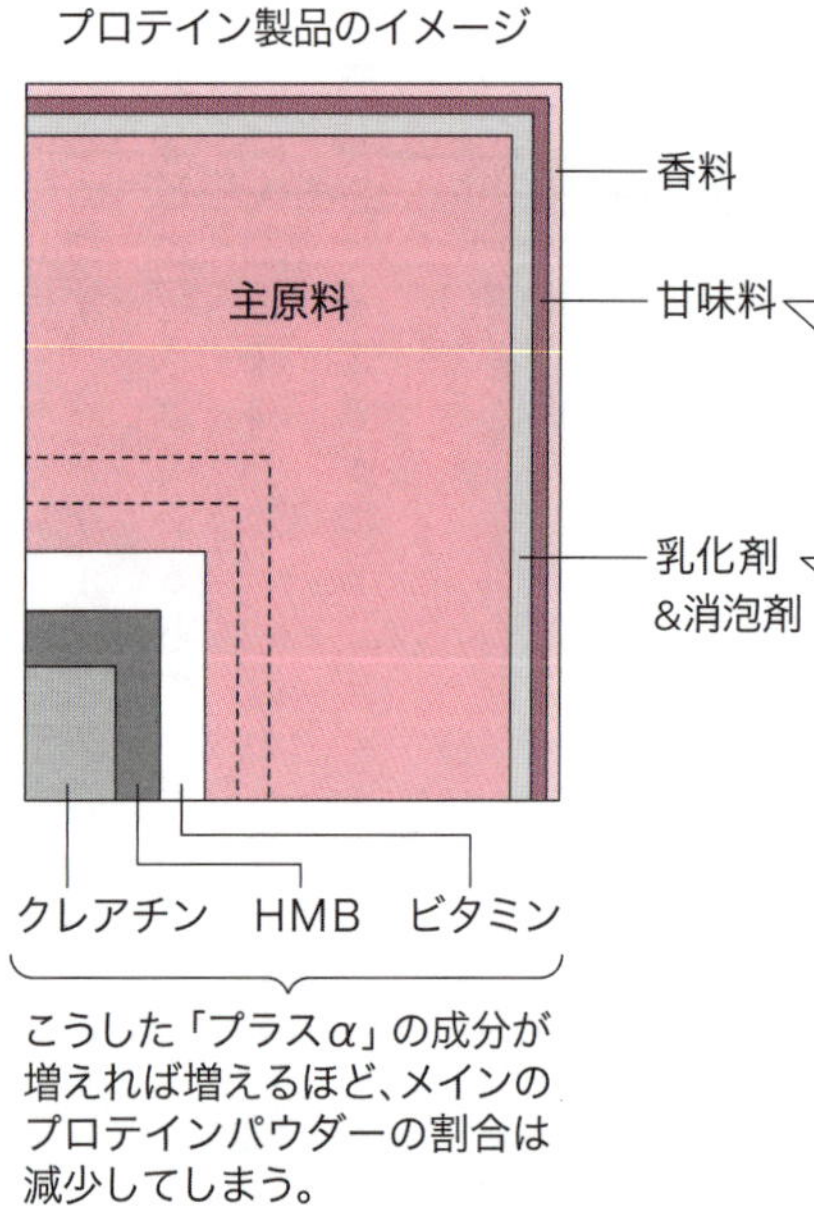

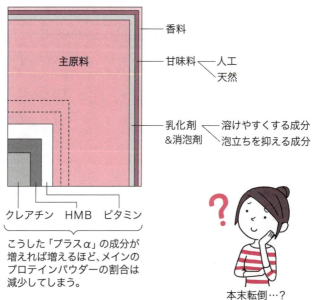

同じ原料を使っているのに効果が違う？

巷には、さまざまな「プロテイン商品」が販売されています。

商品にはそれぞれ、「ウエイトダウン」「体を大きくする」「筋肉をつける」「ジュニアをサポート」などと魅力的な文言が記され、独自性をアピールしています。

しかし、じつは、**プロテインパウダー自体は、ほとんど同じ**です。

では、各社の製品は、何が違うのか？

それは、入っている成分の割合です。

たとえば、ある製品の成分表示を見ると、その内訳は次のようになっています。

・たんぱく質78％　・炭水化物10％　・脂質7％　・食塩0・6％

全部足すと95・6％で、残りの4・4％にはそれ以外の成分が入っているようです。

プロテインですから、たんぱく質が大きな割合を占めるのは、当然でしょう。

それ以外の成分に「何を、どれくらい入れるか？」というブレンドの割合こそが各社の製品のオリジナル性であり、「売り」となっているわけです。

プロテイン製品のタイプ別分類

プロテイン製品は、複数のメーカーから多数の種類が販売されています。さまざまな分類の仕方があるとは思いますが、以下の4分類を知っておくと、「何を選ぶか」がはっきりしてくると思います。

①シンプル系

より原料に近いタイプ。ビタミンやアミノ酸などの成分が入っていない、あるいは極力省いた製品。価格が安いのはそのため。

年齢や性別を問わず、どんな方にも合うのでオススメ。

味はプレーンタイプが多いが、まさにシンプル・イズ・ベスト！

②高品質系

「天然の牧草で育った牛の乳を使用」や「有機〇〇成分を使用」などと、原料のよさをアピールしているタイプ。

原料が高くなるため、価格も高めに設定されることが多い。

③エルゴジニック系

「クレアチン入り」や「BCAA配合」などと、プロテイン本来の「たんぱく質の役割」にプラスαの機能を追加したタイプ。

「筋肉を太くしたい」「瞬発力を高めたい」「持久力をつけたい」「疲れをとりたい」など、より特化した成果をアピールしていることが多い。

たんぱく質以外の成分が入るため、価格も高めに設定される傾向にある。

④ごちゃ混ぜ系

「ダイエットに最適」などと、女性向けに美容効果をうたうタイプ。

成分表を見ると、書ききれないほどの成分が入っている。

その分、価格も高くなるが、肝心のプロテインパウダーの含有量は少なくなる。

エルゴジニック系とは何か

エルゴジニックは「ergogenic」と書き、日本語訳は「人間工学的」となります。その名の通り、エルゴジニック系のプロテイン製品は、「筋肉を太くする」とか「細くしなやかな筋肉をつくる」など、特化した効能をアピールしています。

しかしながら、そもそも、たんぱく質の主な働きは、体の組織をつくる材料となることだったはずです。

筋肉や骨、内臓や皮膚、血管や神経、肌や毛や爪、血液やホルモンや酵素……。体の土台をつくるたんぱく質を補うために、プロテインがあるのです。

プロテインを飲んで、たんぱく質を十分に摂取できると、結果として、筋肉がついたり、肌や髪が若々しくなったり、血管や神経が強くなったりします。

また、それに伴い、免疫力や治癒力が上がって病気やケガに強くなったりします。

つまり、総合的に体を強くしたり、体の機能を高めたりできるわけです。

いっぽう「エルゴジニック系」は、プロテインに**「プラスαの成分」**を混ぜています。しかし、それは本当に効果的なのでしょうか？

成分表を見れば、どんな成分が、どれくらい入っているかわかりますが、いずれも、わずかな量です。その成分は確かに体に効くのかもしれませんが、そのわずかな量で、どれだけの効果が得られるのかはわかりません。

また、中には、次のようなプロテイン製品もありました。

プロテインパウダーよりも、炭水化物（パウダー）のほうが多く入っているのです。

これはおかしな話です。本来は、プロテインが主役なはずなのに、脇役が主役になってしまっている。

炭水化物なら、ご飯やパンを食べればよい話です。

そこから先は、僕が言うことではなく、使用した方が実感することです。

たとえ僕が効果を感じなかったとしても、「筋肉が驚くほど太くなった」とか「細くてしなやかな筋肉がついた」と思うのであれば、それもまた真実なのですが……。

プロテインパウダーの原料で選ぶ？

プロテインパウダーには、大きく分けると2種類の原料があります。それぞれの特徴を簡単に示します。

①生乳（牛乳）

・ホエイ……吸収速度が速く、運動前後にはオススメです。（たんぱく質の含有量や純度を高めた高濃度タイプなど複数あります）

・カゼイン…吸収速度は遅いが、長時間作用するため、空腹のときや寝る前に飲むのがオススメです。

②大豆

・ソイ……吸収速度は遅いが、イソフラボンや不飽和脂肪酸などを含むため、コレステロールの低下や、抗酸化作用など、健康効果が望めます。

プロテインの分類

【製品タイプ別】

シンプル系

価格が安い。

どんな人にも合う。

「たんぱく質を補う」というプロテイン本来の目的を満たす。

高品質系

原料が高いため、価格も高め。

エルゴジニック系

プロテイン本来の目的にプラスαの機能を求める。

たんぱく質以外の成分も入るため、価格も高め。

ごちゃまぜ系

他の成分が多く含まれる分、プロテインの割合は少なくなる。

価格も高め。

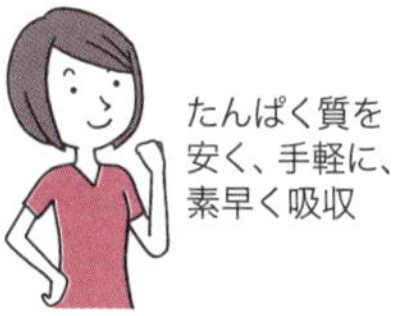

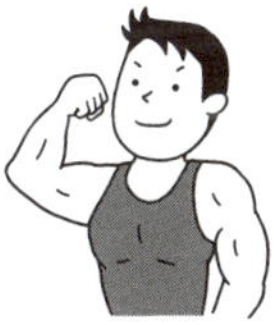

< マッチョ >

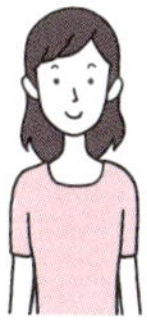

< スリム >

【原料別】

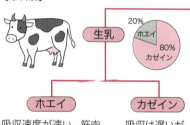

生乳

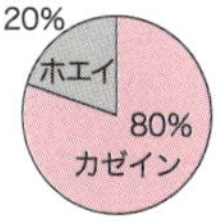

ホエイ

吸収速度が速い。筋肉をつくるBCAAが豊富で、効率的に筋肉の合成、維持・修復ができる。

疲労回復や免疫力アップにも効果的。

運動前後にオススメ

カゼイン

吸収は遅いが、長時間作用する。

空腹時や就寝前がオススメ

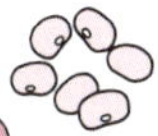

大豆（ソイ）

コレステロールを下げたり、抗酸化作用などがある。

健康維持に効果的。

活性酸素を抑える働きもあるので、持久力を要するアスリートなどにもよい。

牛乳のプロテインには2種類ある

牛乳からつくられるプロテインパウダーには**「ホエイ」と「カゼイン」の2種類**がありますが、近年のプロテイン製品の主流は「ホエイ」と言ってよいでしょう。ホエイには「乳清」とか「ホエイたんぱく」などの表示も見られます。

「ホエイ」と「カゼイン」は、どこが違うのでしょうか？

牛乳に含まれるたんぱく質の**80％くらいは「カゼインたんぱく」**が占め、**20％くらいが「ホエイたんぱく」**だと言われます。

この二つの関係をわかりやすく説明するのに、次のような表現がよく使われます。「ヨーグルトの白く固まった部分がカゼイン」で「上に浮いた透明の液体がホエイ」というものです。

その上澄み液も、じつはおよそ8割は乳糖で、たんぱく質は2割未満。その2割のたんぱく質を分離・濃縮し、高純度のたんぱく粉末にしたものがホエイプロテインです。

ホエイとカゼイン、どちらがいいか？

どちらがいいか？　と問われたら、**「ホエイでしょ」**というのが僕の見解です。

でも、どちらが優れていて、どちらが劣っているということではありませんが、体づくり的には、ホエイのほうが勝っていると僕は思っています。

また、両者には、性質の違いがあります。

カゼインは「不溶性で固まりやすい」という特徴があります。

このため、**たんぱく質が体に吸収される速度が、ホエイよりも遅くなります。**

つまり、プロテインのよさである「たんぱく質を素早く吸収できる」という点において、カゼインは不利になってしまうというわけです。

しかし、それは言い方を変えれば、「ゆっくり吸収される」ということでもあり、「腹もちがよい」というメリットにも成り得ます。

僕としては、ホエイもカゼインも「牛乳たんぱく」であることに変わりなく、1日の中できちんとたんぱく質を摂取できていれば、どちらでもよいと考えています。

大豆からつくられるソイプロテイン

プロテイン製品には、「大豆由来」と書かれたものも多くあります。いわゆる「ソイプロテイン」。大豆からつくられるプロテインです。

かつての日本人のたんぱく源は、豚や牛などの肉からではなく、穀物類や豆類、魚介類が中心で、動物をいただくときも鶏や小動物などでした。

そうした食文化の影響もあるのでしょう。いまでも日本人には「大豆からたんぱく質を摂る」という考えの人が多いようです。

大豆には血圧やコレステロール値を下げる性質があったり、大豆を頻繁に摂取する人は、更年期の各種症状（ほてりやのぼせなど）が比較的弱かったりと、健康効果が盛んに喧伝され、またイメージ的に痩せそうな感じがするので、とくに女性に「ソイプロテイン」が人気です。

自社調べですが、あるネットショップでは、プロテインの売上の6〜7割はホエイ、3割くらいがソイとなっているようです。

では、**ホエイ（牛乳由来）とソイ（大豆由来）、どちらがいいか？**

結論から言えば、「それは好き嫌いの話」というのが、僕の考えです。

たとえば、日本人には牛乳に含まれる糖分を消化できず、下痢や腹痛を起こす「乳糖不耐症」の人が多くいます。そういう人は、大豆のソイプロテインを飲めばいい。また、成長期の子どもなら、消化がよく、カルシウムの含有量も多いホエイプロテインのほうがいいでしょう。

美容を気にする女性なら、正直、どちらでもいい。カルシウム不足を感じているならホエイがいいでしょうし、大豆派ならソイでもいい。

つまり、どちらを選ぶかは、個人の判断であり、好き嫌いの話なのです。

実践者としての経験から言うなら、**僕はホエイ派**です。

飲みやすいし、体感的にも筋肉が張る感じがするからです。

もちろん、ソイプロテインを飲んだこともありますが、アミノ酸スコアは100（後述）で、ホエイと同じアミノ酸バランスのハズなのに、ソイよりもホエイの方が効く感じがします。ちなみに、僕の知るボディビルダーたちもホエイ派です。

プロテインの原材料は輸入品

僕はいま、宮城県でプロテインパウダーの受託製造をする会社をやっていますが、その製品の中心となる「プロテインパウダーの原料」は、すべて輸入品です。

これは輸入品が安いとかではなく、そもそもプロテインパウダーの原料は輸入品しか存在しないので、日本でプロテイン製品に使用できるレベルのプロテインパウダー原料は輸入品しか存在しないので、日本でプロテイン商品を販売している会社は、どこも、輸入品を使っているのです。

たとえば、日本に輸入されるプロテインパウダーとして、よく知られているのは、「WPC80」というもの。

詳しいことはこの後でお話ししますが、いま、プロテイン製品に使用されている原料では、この「WPC80」が主流だと言えるでしょう。

理由は恐らく、関税の安さと栄養バランス、加工性や味のよさだと思います。

つまり「安くて、いい製品」なため、各社がこの原料を使いたくなるのは当然なわけです。もちろん、僕の会社も例外ではなく、これを主に使っています。

プロテインパウダー自体の構成

「プロテインパウダー」は100%のたんぱく質でなく、脂質や糖分、灰分（カルシウムやマグネシウム）などが含まれています。

たとえば「WPC80」というプロテインパウダーは、以下のような構成になっています。これについては次項でお話しします。

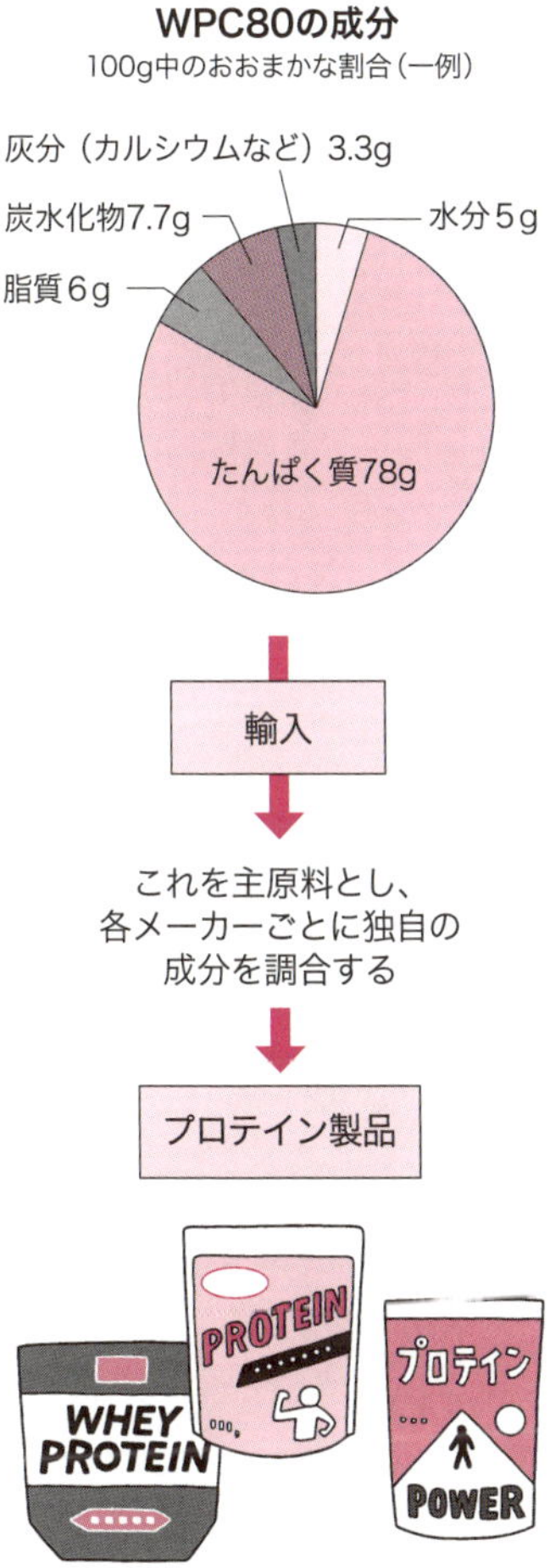

「WPC80」って何？

プロテインパウダー自体は、海外からの輸入品であることは前述した通りです。

そして、もっとも多く使われているのが「WPC80」というものです。

WPCは「Whey Protein Concentrates」の略で、日本語に訳すと「ホエイたんぱく質濃縮物」ということになります。

80というのは、WPCが含まれる割合で、80％を示します。

つまり**「WPC80」**というプロテインパウダーには**「ホエイたんぱく質が80％含まれていますよ」**ということ（無水換算）。

これはかなり高い割合の「濃縮なプロテインパウダー」だと言えます。

簡単に言えば、牛乳をろ過して濃縮し、それを粉状にしたものです。

たんぱく質の割合が少ないタイプもあります。たとえば「WPC34」というものは「ホエイたんぱく質」が34％含まれたプロテインパウダーのことです。

もっと高純度のプロテインパウダーもある

プロテイン商品の中には、さまざまな製品がありますが、「高純度」をアピールしているものもあります。

たとえば、「高純度のＷＰＩ90を使用」といったプロテイン商品です。

ＷＰＩは「Whey Protein Isolate」の略で、日本語に訳すと「ホエイたんぱく質を分離する」。90は、ホエイたんぱく質が含まれる割合。つまり「90％の含有率がある（無水換算）」ということで、「ＷＰＣ80」よりも高純度であることは間違いありません。

たんぱく質以外の余計なものは取り除いた、極めて純度の高い原料と言えます。

とはいえ「ＷＰＣ**（濃縮ホエイたんぱく質）**」も「ＷＰＩ**（分離ホエイたんぱく質）**」も、どちらも「ホエイたんぱく質」を使っていることには変わりません。

違うのはその製法。その工程は企業秘密なので詳しくはわかりませんが、牛乳からチーズをつくると「乳清」と呼ばれる部分が余ります。それを「スプレードライ」とか「フリーズドライ」などの方法によって粉末化すると言われています。

ＷＰＣとＷＰＩは何が違うのか？

もう一度言います。**プロテインは、たんぱく質を、手軽に安く、素早く消化吸収するためには、優れた食品**です。

その意味では、「ＷＰＣ80」も「ＷＰＩ90」も、どちらもかなり高濃度であり、右の目的を叶えるためには、優れた原料であることは間違いありません。

では、どちらがいいか？　じっさいに使ってみた、実践者としての僕の感覚からすれば、**どちらもそれほど変わらない**、というのが正直な感想です。

ただし、世間には、僕などは足元にも及ばないくらいの探求心旺盛な方や、ストイックな方もいらっしゃるので、その違いについて、少しお話ししておきましょう（一般の方は読み飛ばしていただいて構いません）。

ＷＰＣとＷＰＩの一般的な組成（なにがどれだけ含まれているか）については、次ページに記した表の通りです。

WPCとWPIの一般的な組成

成分	WPC34(%)	WPC80(%)	WPI90(%)
たんぱく質	34.0〜36.0	80.0〜82.0	90.0〜92.0
乳糖(ラクトース)	48.0〜52.0	4.0〜8.0	0.5〜1.0
脂肪	3.0〜4.5	4.0〜8.0	0.5〜1.0
灰	6.5〜8.0	3.0〜4.0	2.0〜3.0
水分	3.0〜4.5	3.5〜4.5	4.5

(アメリカ乳製品輸出協会「食肉加工食品に関する研究報告」を基に作成)


「WPC80」と「WPI90」を比較してみましょう。

たんぱく質以外の、乳糖、脂肪、灰や水分量が違うのがわかります。

しかし、その差はわずか数パーセントです。

ストイックな人の中には、「そのわずかな違いが大きいのだ」という人もいます。

WPIは乳糖や脂質を含め、余分な成分を特殊な製法で分離してあります。このため、価格は高くなるけど、それでもよいとして、次のようなメリットを挙げます。

・牛乳が苦手な人(お腹をこわす人)にも安心。
・カロリーが少ない。
・消化吸収がよい。

こうした意見について、僕は否定も肯定もしません。

でも、正直、その微量な数値の差が体にどれほどの好影響をもたらすかは、僕には実感できないのです。

牛が育った環境まで気にするべきか

どんな世界もそうですが、愛好者が増えてくると、細部にまでこだわる人が増えるのは世の常。プロテインパウダーも例外ではありません。

たとえば、**牛が育った環境にまでこだわる**、という考え方もあるようです。

・牧草で育った「グラスフェット」の牛の乳か

・人工飼料で育った「グレインフェット」の牛の乳か

「牧草牛のほうが栄養価は高い」とか「天然のエサのほうが安心」という理由から、「グラスフェットのホエイ」の人気が高まっているとのこと。

でも、栄養価は同じ。なぜなら、輸入時の規格（成分）は統一されているからです。

たしかに、精密に調査をしたら、両者には違いがあるのかもしれません。しかし、体に影響するほど、大量にプロテインパウダーを使うのでしょうか？

また、人工飼料育ちを否定することは、サプリメント（プロテインパウダー）を飲んでいる自分自身を否定することになるのではないか、と僕は考えてしまうのです。

3章 体はたんぱく質を欲している

なぜプロテインが
必要なのか

たんぱく質の摂取量は?

たんぱく質を効率的に摂るには、プロテインがとても有効です。

では、たんぱく質は、どれくらい摂取すればよいのでしょうか?

ざっくり言うと、一日の摂取量は、**体重1kg当たり1g**です。

たとえば、60kgの人は60gとなります。ただし、これは一般的な人の場合。

スポーツやトレーニングをしている人は、これより多い量が必要になります。

体重1kg当たり1・5～2・3g(1日)を目安にするとよいでしょう。

一般人より筋肉の分解が多いため、より多くのたんぱく質が必要になるからです。

高齢者は、成人より多くのたんぱく質が必要である可能性があると言われています。

これは吸収力が低下していることも要因としてあります。

体重1kg当たり1・1g以上(1日)ほどです。

たんぱく質の摂取量、1日にどれくらい？

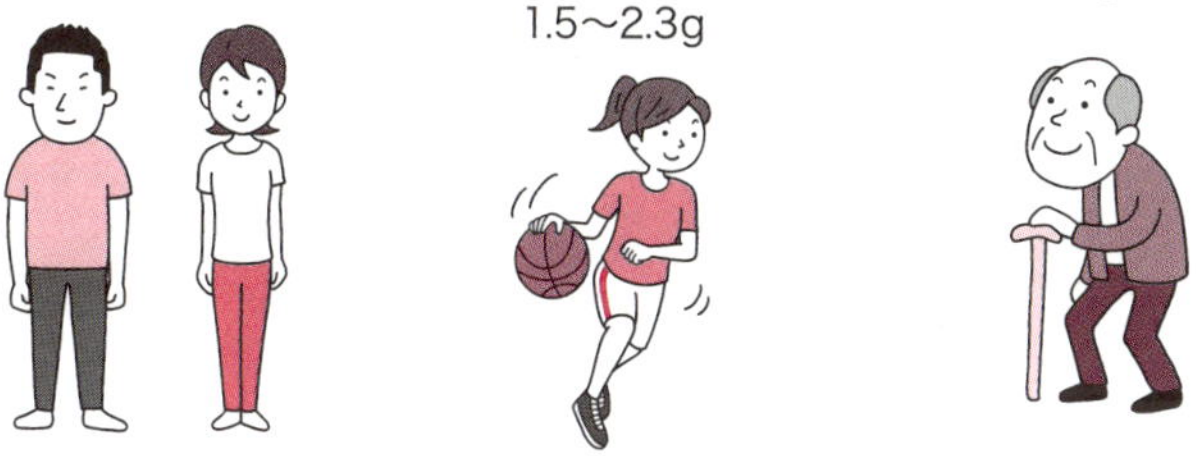

一般の人	スポーツやトレーニングをする人	高齢の人
体重1kg当たり 1g	体重1kg当たり 1.5～2.3g	体重1kg当たり 1.1g
体重60kgの人なら 60g	体重60kgの人なら 90～138g	体重60kgの人なら 66g

※1回の摂取量は40gを超えない程度

では、これを超える量を摂取したらいけないのか？

たんぱく質を過剰に摂取すると、そこから窒素が生じ、それを処理する腎臓に負担がかかる、という指摘があります。

しかし、それは肉類などの一般的な食品の場合の話で、プロテインの過剰摂取による害はそれほど多く指摘はされていません。

ただし、**多く食べればいい、というわけでもない**ようです。**1回に食べる量としては「40gを超えない程度」**と言われています。

体が処理できる量には限界があり、必要以上に摂取したたんぱく質は、排泄されたり、脂肪に変換されたりしてしまうのです。

たんぱく質は体内に貯蔵できない栄養素

「たんぱく質は貯蔵できない栄養素」と言われ、体内で常に入れ替わっています。

これについては、簡単に説明しておきましょう。

摂取したたんぱく質は、一時的に貯蔵庫のようなところに保管されます。

そして、体の組織の材料やエネルギーとして利用されます。その貯蔵庫から、必要な分だけ供給され、また、使われずに古くなったものは体外に排泄されます。

そして、食事などで新たにたんぱく質を摂取すると、そこに補充されます。

消費された分が、食事などによってすぐに補充されればいいのですが、大量消費されたり、不足した状態がつづいたりすれば、細胞が合成できなくなります。

すると、筋肉がやせたり、体の働きが低下したりするのです。

ちなみに、たんぱく質を十分に摂取すると、筋肉は合成（同化）されやすくなり、不足すると分解（異化）されやすくなります。この同化と異化を合わせて「代謝」と言います。

体は食べたものでできている

私たちのカラダは、食べたものでできている――。

当たり前のことですが、みなさんが本当にわかっているかは疑問です。

なぜなら、おかしな食事をしている人が、あまりにも多いから。

見るからにバランスの悪い食事、食べ過ぎや飲み過ぎ、体に悪そうな食品……。

あなたの食事は、どうでしょうか？

植物は、水と土中の栄養、太陽の光と空気（二酸化炭素）だけで生きていけます。

でも、動物はそうではない。食べものから栄養を摂取しなければ、生きていけません。

人体は、37兆個の細胞でできています。そのひとつひとつの細胞をつくるのも、それを動かすのも、食品に含まれる栄養素が元になっています。

口から入った食品は、胃で消化（分解）され、それが腸から吸収されて、体の細胞になったり、エネルギーになったりするのです。

体にはたんぱく質が必要

食品にはさまざまな栄養素が含まれていますが、その中でも、人間の体を維持するのに、とくに重要なものが3つあります。

「三大栄養素」と呼ばれるもので、**たんぱく質、脂質、炭水化物**です。

主な働きは、次のようなものです。

・たんぱく質……筋肉や内臓、骨、皮膚、体毛、爪のほか、ホルモンや神経などすべての細胞の基本的な材料となる他、エネルギーとしても使われます。

・炭水化物……心臓をはじめとする臓器や脳を動かしたり、体温を保ったり、筋肉を動かすエネルギーとして使われます。

・脂質……エネルギーとして使われる他、ホルモンや細胞膜など、体の組織をつくる材料にもなります。また、皮下脂肪として、臓器を守ったりもします。

「三大栄養素」に、**ビタミン、ミネラルを加えたものを「五大栄養素」**と言います。

名前は知っていても働きは知らない、という人も多いので、簡単に説明します。

栄養素と主な働き

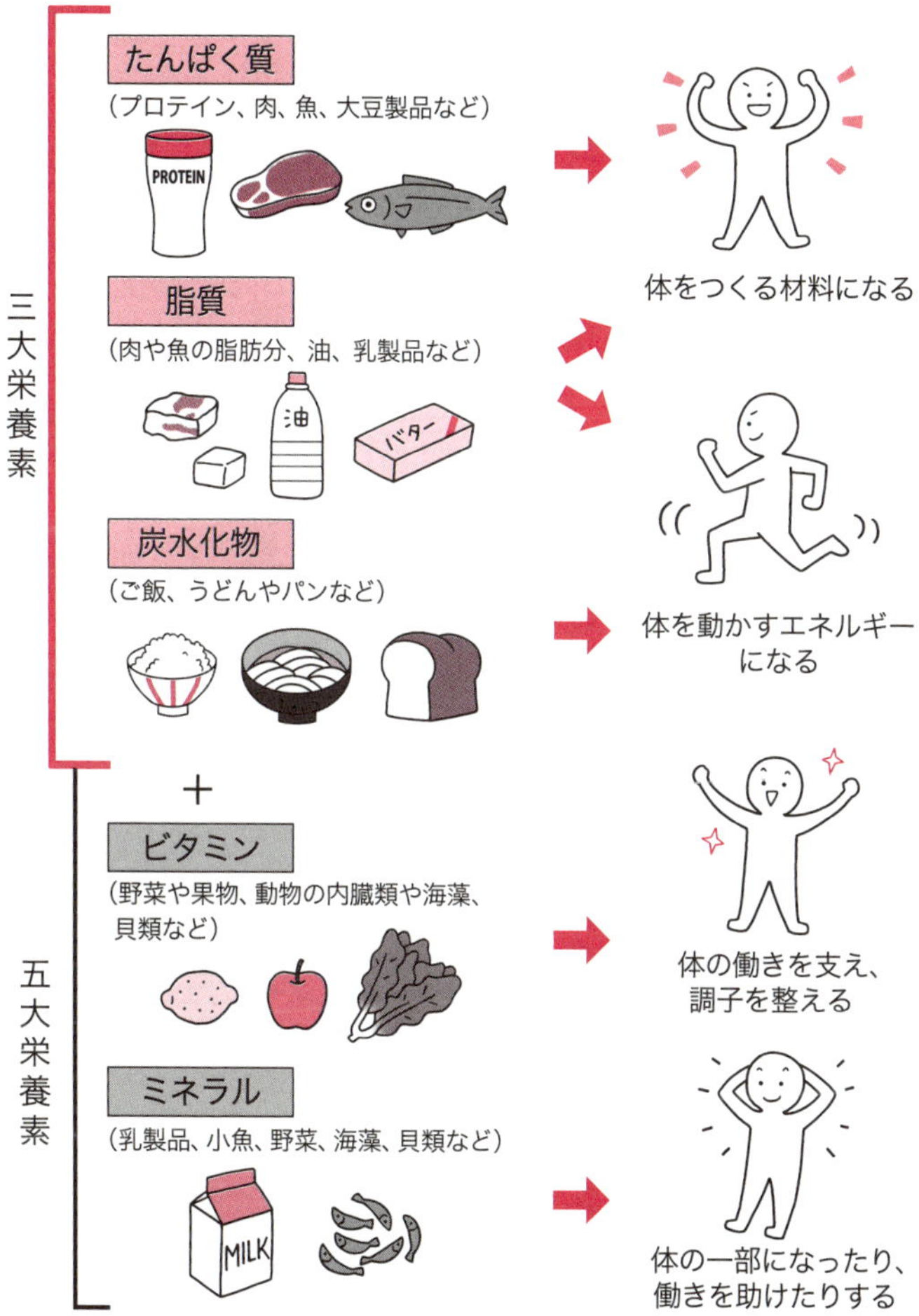

栄養素はトータルで体をつくり、エネルギーとなり、機能をサポートしている

・ビタミン……三大栄養素が体内でしっかり役目を果たせるようにサポートします。機械で言えば潤滑油のような働きをし、体の調子を整えます。よく知られるのがビタミンC。この他にもビタミンA、D、E、K、B1、B2、ナイアシン、B6、B12、葉酸、パントテン酸、ビオチンなど、ビタミンは一般的に13種類あると言われています。

・ミネラル……骨や歯などの一部になったり、神経や筋肉がスムーズに働くようサポートしたりします。微量でよいのですが、不足すると体はうまく働かなくなります。カルシウムをはじめ、リン、カリウム、ナトリウム、マグネシウム、亜鉛、鉄、銅、マンガン、クロム、ヨウ素、セレンなど、16種類のミネラルが人体に必要とされています。ミネラルは「無機質」とも呼ばれます。

他にも、カテキンやポリフェノールという成分を聞いたことがあるでしょう。これらは五大栄養素の働きを助ける**「機能性成分」**と呼ばれるものです。

また、野菜やきのこ、海藻に含まれる**「食物繊維」**も体の維持には欠かせません。

つまり「三大栄養素だけを摂っていればいい」ということはなく、ましてや「たんぱく質だけでOK」ということなど、絶対にありません。バランスよく、さまざまな栄養素や成分を摂ることで健康な体がつくられ、しっかり機能するのです。

そもそもプロテインって何？

ところで「プロテイン」とはなんでしょう？

プロテインは英語の**「protein」**。日本語で**「たんぱく質」**のことです。

プロテインの語源は、ギリシャ語の「proteios」（プロテウス）だと言われ、そもそもは**「第一の」**とか**「もっとも大切な」**という意味だったそうです。

たんぱく質は、私たちの体の組織をつくる、もっとも大切な要素——。

というわけで、たんぱく質がプロテインと呼ばれるようになったのです。

本来は「プロテインを飲む」というのは、おかしな日本語です。「たんぱく質を飲む」とは言わないわけですから。

たとえば、アメリカでドラッグストアに入り「プロテインをください」と言ったら「？？？」とおかしな顔をされるでしょう。

正しくは「プロテインパウダー」と言います。みなさんがふだん「プロテイン」と呼んでいるのは、プロテインパウダーのことなのです。

たんぱく質は生命の基礎

たんぱく質が不足すると、どうなるのでしょう？

たんぱく質は、筋肉や骨、内臓や血液、血管や神経、ホルモンなど、体のありとあらゆる組織のベースであり、生命の土台となるものです。

食べ物に含まれるたんぱく質は消化されてアミノ酸となり、血液の中を流れます。血中に常にたんぱく質（アミノ酸）があることによって、組織がつくられるのです。不足すれば、組織が十分に構成されないだけでなく、うまく機能しなくなることは言うまでもありません。

また、多数の疾病リスクも高まります。たとえば、免疫力の低下、骨粗しょう症、脳重量の低下（認知機能の低下などにも影響）、貧血、視力低下なども、たんぱく質の不足と関係していると考えられるのです。

しかし、日本人の総摂取カロリーは低下傾向にあり、とくに、たんぱく質（肉や魚の摂取）は減少しています。あなたのたんぱく質量は十分でしょうか？

たんぱく質は体をつくる第一の要素

人体の60%は水分です。
残りの40%のうち、半分を占めるのがたんぱく質。
構成要素は次のようになる。

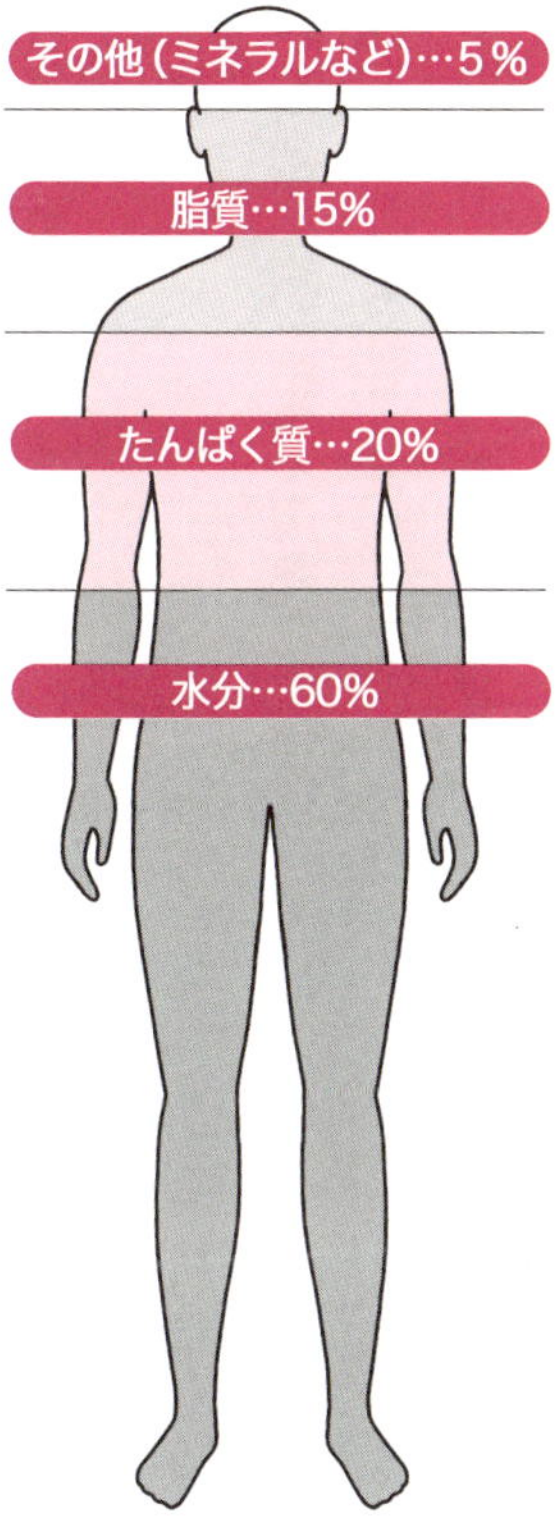

【たんぱく質の働き】

- 筋肉や骨、皮膚や髪や爪、内臓や血液、血管や神経など、体のあらゆる組織の材料となる
- ホルモンや神経伝達物質の材料をつくり、脳や神経の働きを高める
- 体の働きを支える酵素の材料となり、臓器の働きなどを高める
- 抗体の材料となり、免疫機能を高める
- 健康で丈夫な体、病気やケガに強い体、効率よく動く体になる

【たんぱく質が不足】

- 筋力が弱く、力が出ない
- 動けない体になる
- 元気がなくなる
- 瞬発力や持久力がなくなる
- 集中力や判断力が鈍くなる
- 病気やケガをしやすくなる
- 貧血や骨折を起こしやすくなる
- 疲れやすく、疲れが抜けなくなる

栄養は食事で摂るのが基本です！

たんぱく質をはじめ、**ふだんの食事で栄養が十分に、そしてバランスよく摂れていれば、プロテインを飲む必要はありません。**

もちろん、プロテイン以外のサプリメントや健康食品を飲む必要もありません。

そこで質問です。

あなたはなぜ、プロテインを飲もうと思っているのでしょうか？

あなたには、プロテインは本当に必要なのでしょうか？

まずは、ここをしっかりと考えてみましょう。

もしあなたが、「みんながプロテインを飲んでいるから」「なんか体によさそうだから」「コンビニでも見かけるから」などという理由で、プロテインを飲んでいるなら、その前に一度、ご自身の食事を見直してみたほうがよいと思います。

一般の人の賢いプロテイン活用法

僕が本書でオススメしているのは、あくまでも食事の補助としてのプロテイン活用です。そのため、ご自身の食事を把握することが第一となります。

といっても、厳密に把握したり、計算したりする必要はありません。

①摂取カロリーはどれくらいか？（朝、昼、夕と合計）
②たんぱく質の摂取量は？
③脂質、糖質の摂取量は？

これくらいがわかっていれば十分です。

自分が食べた食事を把握する場合、かつては「食品成分表」などを用いて計算していましたが、いまでは、スマホのアプリなどでも簡単に割り出せます。

食べた量なども正確に測ろうとしたら大変ですが、ざっくりしたもので十分です。

たんぱく質は摂れているがバランスが悪い

一般人を代表して、本書の編集者Yさんに、2週間、食事を記録してもらいました。Yさんは、52歳の男性で、体重64kg、身長は170cmです。仕事はデスクワークが中心なため、運動量はかなり少なく、そこは本人も自覚しています。

2週間の体験後、次のようなことを話してくれました。

【Yさんの体験談】

運動量が少なく、また50歳を過ぎた頃から、体重が以前よりも落ちにくくなっていることが気になっていました。基礎代謝が落ちたのでしょう。

一応、食べ過ぎには注意していますが、気をつけているのはそれくらい。健康状態も悪くはありませんが、ちょうどよい機会なので、自分の食事を見直してみようと思いました。

76ページに掲載したのは初日の記録です。

トータルで見ると「いい具合」に見えますが、バランスが悪いですね。なんと言っても、夕食に比重がかかりすぎです。夕食時のカロリーが多過ぎ。たんぱく質も夕食時に約40gも摂っていて、限度量に達しています。これでは胃腸やその他の内臓に負担がかかります。

逆に、朝のたんぱく質が不足しています。そこで朝にプロテインを飲むことにしました。DNSというメーカーのホエイプロテインです。

パッケージには「1食(33g)当たり、たんぱく質は25・9g」と書かれています。たんぱく質の割合は78・5%なので、かなり高い割合ですが、自分には量的に多い気がしたので、付属の計量スプーンで7割くらい(約20g)を摂ることにしました。

プロテインのカロリーはそれほど高くはありませんが、やはり増えた分は、減らさないといけません。夕食のおかずとご飯の量を抑えることにしました。

わが家では妻も僕もお酒が大好きで、晩酌は、心の健康には欠かせません。

食事記録とプロテインパウダーを2週間つづけたところ、体重はおよそ1kg落ち、体調はとてもよいです。プロテインパウダーのおかげと言うよりは、自分の栄養状態を把握できたからだと思います。筋肉量は多少、増えたように感じます。

一般男性（Yさん）の一日の食事と栄養例

①カロリー　②たんぱく質　③脂質　④糖質（炭水化物）

朝 ①152㎉　②4.6g　③2g　④29g

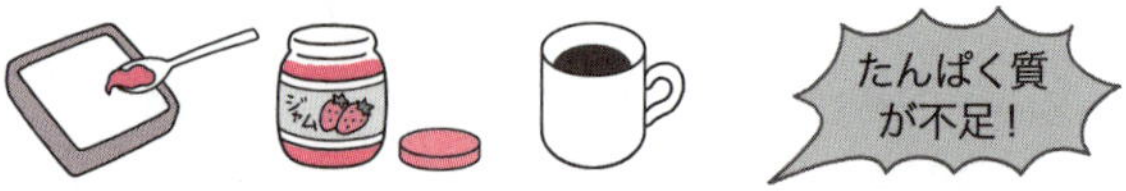
ジャム
たんぱく質
が不足！

	①	②	③	④
食パン1枚（8枚切り）	117㎉	4.1g	1.9g	21g
ジャム大さじ3/4	29㎉	0.2g	0.1g	6.9g
コーヒー（ブラック）	6㎉	0.3g	0.0g	1.1g

昼 ①347㎉　②12g　③1.4g　④69.4g

たんぱく質
が不足！

	①	②	③	④
かけうどん	347㎉	12g	1.4g	69.4g

夜 ①1544㎉　②39.8g　③73g　④89.1g

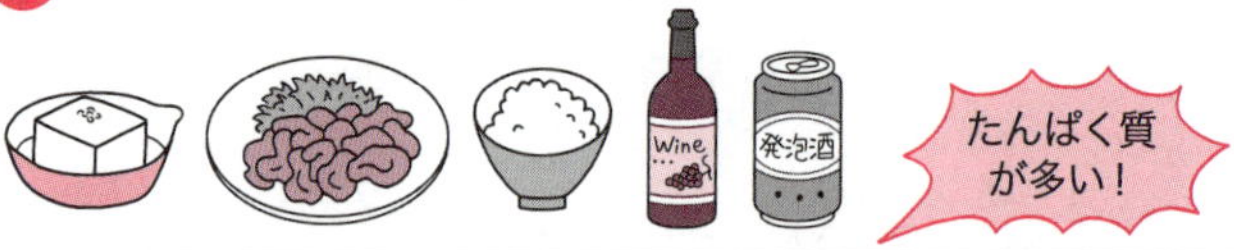
Wine
発泡酒
たんぱく質
が多い！

	①	②	③	④
湯豆腐（1人前）	123㎉	10.8g	4.7g	10.3g
豚肉の生姜焼き（バラ肉160g）	795㎉	24.6g	67.8g	13.3g
ご飯（小さい茶碗1杯／150g）	386㎉	3.8g	0.5g	55.7g
赤ワイン（360ml）	160㎉	0.4g	0g	3.4g
発泡酒（1/2缶180ml）	80㎉	0.2g	0g	6.4g

全体としてバランスが悪い

合計

①2043㎉　②56.4g（226㎉）　③76.4g（688㎉）　④187.5g（750㎉）

※スマホの栄養計算アプリによる。

良質なたんぱく質を摂る

プロテインパウダーは「良質なたんぱく質」と言われますが、それはなぜか？

答えは**「アミノ酸スコアが100だから」**。

これでは意味がわからないと思うので、簡単に説明してみます。

食物に含まれる「たんぱく質」は、体の中で消化され、20種類の「アミノ酸」に分解されます。そして、この**20種類のアミノ酸が、再びさまざまな組み合わせで集められて、筋肉や皮膚や髪の毛などへと姿を変えていきます。**

20種類のアミノ酸は、大きく2種類のグループに分けられます。

「必須アミノ酸」（9種類）と**「非必須アミノ酸」（11種類）**です。

「必須アミノ酸」は、体内で合成できず、食物からの摂取が「必須」なもの。

いっぽう、「非必須アミノ酸」は、体内で合成できる（つくれる）ものです。

必須アミノ酸は、体内で合成できないため、食物から摂取するしかないのですが、ひとつでも不足すると、体の細胞を合成できなくなってしまいます。

食品に含まれるたんぱく質量は、さらに細かく見ていくと、必須アミノ酸の集合体です。そして、9種類の必須アミノ酸がすべて含まれ、一定の基準値を満たしたものを**「アミノ酸スコア100」**と呼びます。

「アミノ酸スコア100」の食品が、いわゆる「良質なたんぱく質」というわけです。


では、なぜ「アミノ酸スコア100」が「良質なたんぱく質」なのか？

それは人体に必要不可欠とする9種類のアミノ酸がバランスよく含まれ、この9種類から他に必要とされる11種類のアミノ酸を体内で合成することが可能だからです。つまり、**必須アミノ酸こそが人体をつくる中心**、とも言えるのです。

さて、アミノ酸スコアが100ではない食品も多いですが、それらは**複数の食品と組み合わせることでスコアが100になります。**たとえば、米はアミノ酸スコア65程度ですが、納豆をかけると総体的に100となります。

単品ではなく複数食品を食べていれば、アミノ酸スコアは100となる場合が多く、やはり食事は品数豊富な方が健康によいと思われます。

ちなみに、プロテインパウダーは「アミノ酸スコア100」です。

必須アミノ酸

体内では合成されないため、
食物から補給する

・バリン　・ロイシン
・イソロイシン　・メチオニン
・リジン　・フェニルアラニン
・トリプトファン　・スレオニン（トレオニン）
・ヒスチジン

非必須アミノ酸

体内で合成できるが、
食物からも摂取したい

・アルギニン　・グリシン
・アラニン　・セリン　・チロシン
・システイン　・アスパラギン
・グルタミン　・プロリン
・アスパラギン酸　・グルタミン酸

食材のアミノ酸スコアの一例

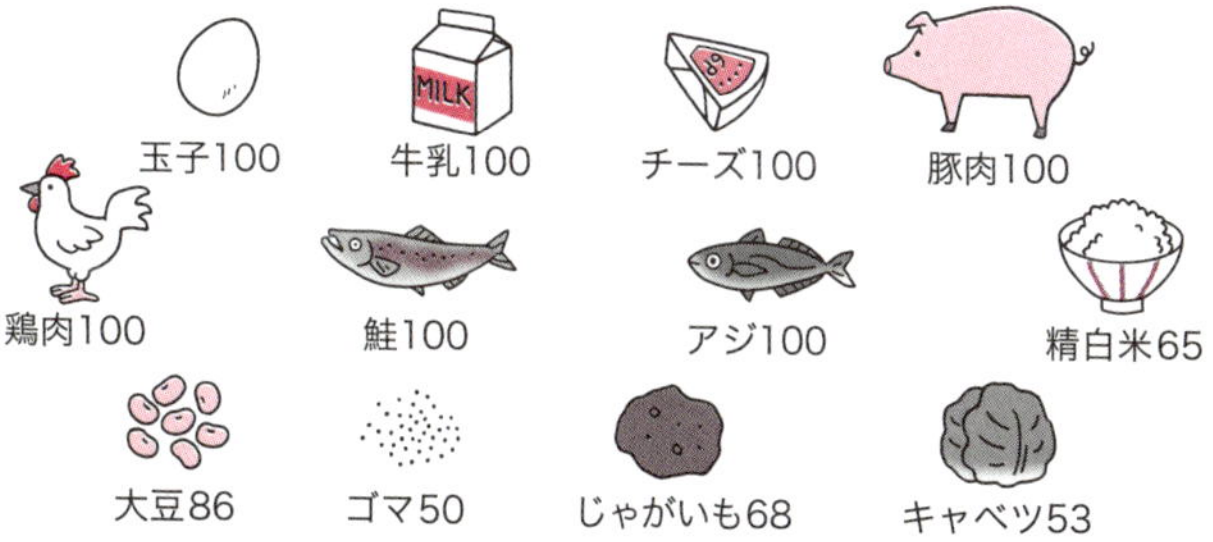
玉子100
牛乳100
MILK
チーズ100
豚肉100
鶏肉100
鮭100
アジ100
精白米65
大豆86
ゴマ50
じゃがいも68
キャベツ53

「アミノ酸スコア100」のものだけでなく、さまざまな食材を食べることで、
バランスよくたんぱく質を摂取する

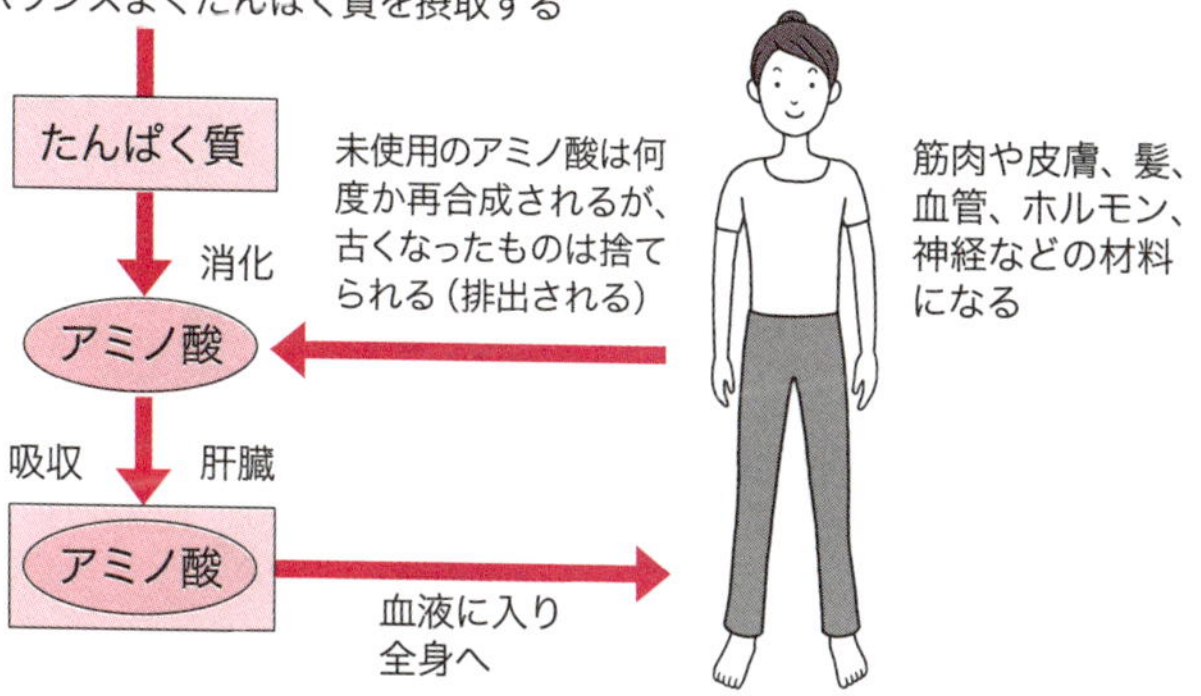

必須アミノ酸だけを摂るという考え方

アミノ酸スコアの話をすると「では、必須アミノ酸のサプリを飲むのがいちばんなのでは？」と聞いてくる人がいます。

必須アミノ酸は「ＥＡＡ」（Essential Amino Acid の略）と呼ばれ、粉末タイプも販売されています。そもそもアミノ酸は、たんぱく質を分解したものですから、プロテインよりもさらに素早く、筋肉によい影響を与えられると考えられます。

なので**「使いたい人は使ったらよい」**というのが、僕の答えです。

ただし、プロテインよりは高額です。いろいろ試みた上で、より高度なボディパフォーマンスを求める方なら、試してみる価値はあると思います。

また、病気を抱える方や高齢の方で、嚥下機能や消化機能が落ちている方は、プロテインよりＥＡＡのほうが合理的と言えます。

くり返しになりますが、選択や判断は個人の自由です。それが本当に必要だと考えたうえでのことなら、他者がとやかく言う問題ではないのです。

BCAAとかHMBって何？

昨今では、プロテイン製品に「BCAAプラス」とか「HMB配合」などという文言を見かけることが増えましたので、ここで簡単に説明しておきましょう。

「BCAA」は「Branched Chain Amino Acid」の略で、分岐アミノ酸。その特徴的な構造から、そう呼ばれます。

具体的には、**バリン・ロイシン・イソロイシンの3種類のアミノ酸**を指します。これは9種類ある必須アミノ酸の中の3つです。

さらに、その中の1種、**ロイシンが体内で変化したものが「HMB」**です。

BCAAは必須アミノ酸の代表的な存在と言われ、食事によってたんぱく質が十分に摂取できていれば、不足することはないと考えられます。

それなのに、なぜ、注目されるのか？

それは、BCAAには、筋肉の分解を抑制したり、合成を高めたりする働きが確認されているからです。

じっさい、BCAAを摂取しながら走ったり筋トレしたりすると「疲れにくい」「疲れが残らない」「筋肉痛が出にくい」と言う人がいます。

筋肉にとって大きな役割を果たす成分であることは間違いありません。

しかし、筋肉の構成や活動は、この3種だけで行われているわけではありません。

限定した成分を使い、特化したパフォーマンスを追求することを、僕は否定しません。

でも僕は、9種類の必須アミノ酸がバランスよく入っている卵や肉、魚などの食品と、なるべく余計な成分が配合されていないシンプルなプロテインを長年愛飲し、体づくりを行ってきたこともお伝えしておきます。

4章 間違いだらけのプロテイン

電卓片手に
選んでみよう

何を選ぶかは自由

さまざまなプロテイン製品の中から、**何を選ぶかはあなたの自由**です。

しかし、**本来、プロテイン製品は、たんぱく質を、安く、手軽に、素早く吸収するための食品**であることを、忘れてはいけません。

ですから、**僕の場合は、迷わず「シンプル系」**を選びます（44ページ参照）。

たんぱく質以外の成分は食事で摂れるわけですから、わざわざほかの栄養素が混ざったプロテイン製品を飲むことはない、と僕は考えています。

また、素早く体に吸収され、筋肉を合成（つくる）できるよう、**原料としては「ホエイ」**を選びます。

要は、プロテイン製品の構成と原料の種類で選んでいるわけですが、これは僕の選び方であり、それを押しつけるつもりはありません。

この章では、ちょっと違った視点から、プロテイン製品の正しい見抜き方をお教えしたいと思います。

作り手や売り手の戦略に乗せられている

「糖質制限ダイエット」や「体を絞りながらムキムキになる」というボディメイクがブームになっています。これと呼応するかのように、プロテインも注目され「筋肉づくりや短期間ダイエットの特効薬」のような扱われ方をされています。

でも、ここでもう一度、はっきり言っておきましょう。

プロテインは特効薬ではありません。

飲むだけで、筋肉がムキムキになることはありません。

飲むだけで、ダイエットできるなんてことはありません。

もちろん、飲むだけで、運動能力が高まるはずもありません。

もし、そのように思っている人がいるなら、それは幻想というものです。

プロテインはたんなる食品！――。プロテインは「たんぱく粉末食品」です。

この章では、それを前提に置き、話を進めてみたいと思います。

プロテイン製品は電卓で計算しながら選ぶ

これまでくり返しお話ししてきましたが、**プロテイン製品はたんぱく質を、安く、手軽に、素早く吸収するための食品**です。

では、何を根拠にして「安く」と言っているのでしょうか?

たとえば、たんぱく質が豊富と言われる「鶏肉のささみ」と比べてみましょう。
鶏肉のささみはとても安く、スーパーでは100gを100円ほどで買えます。
そして、この鶏肉のささみには、およそ25%のたんぱく質が含まれています。
ここから、たんぱく質の「1g当たりの値段」(グラム単価)が計算できます。
100gで100円の「鶏肉ささみ」には、25gのたんぱく質が入っているので、

100円 ÷ 25g = 4円

つまり、**鶏肉ささみのたんぱく質は「1g当たり4円」**というわけです。

では、プロテイン製品の「たんぱく質のグラム単価」はいくらくらいでしょう？


プロテイン製品の価格はさまざまです。

ネットの「最安値サイト」で調べてみましたが、メーカーや種類によって価格にはばらつきがあり、1kg3000円から5000円を超えるものまであります。

しかも、たんぱく質の含有量も、それぞれ違います。


そこで、最安値のA製品で計算してみることにします。

価格は2980円、内容量は1050g。

栄養成分表には、次のような表示があります。

「1食（21g）あたり：たんぱく質15・1g」

そこで、次のような計算をしていきます。
①「たんぱく質の含有割合」。
15・1g ÷ 21g ＝ 0・72
「たんぱく質含有率は72％」ということです。

②「たんぱく質の全体量」。

1050g × 0・72 = 756g

ひと袋（1050g）の中の「たんぱく質量は756g」ということです。

③「たんぱく質のグラム単価」（1g当たりの価格）。

2980円 ÷ 756g = 3・9円

このプロテイン製品の「たんぱく質のグラム単価」は3・9円と出ました。

「鶏肉のささみ」とほぼ同額！

鶏肉のささみは安価ですし、豚肉や牛肉と比べれば、プロテインがたんぱく質食品としては、かなり割安であることがおわかりいただけるでしょう。

「プロテイン製品はたんぱく質を安く摂取できる」というのは、こうした理由によるものです。

以上のような、計算式を使えば、プロテイン製品同士を比べることもできます。

「電卓片手にプロテイン製品を選ぶ」というのは、僕は、ある意味、正しい方法だと思うのですが、みなさんはどう思いますか？

電卓片手にプロテイン製品を選んでみる

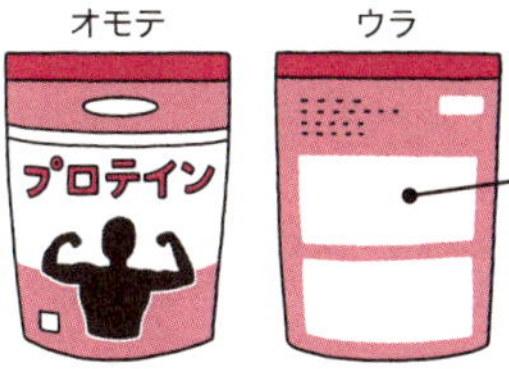

内容量
1食（21g）当たり

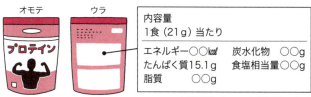

エネルギー〇〇kcal　炭水化物　〇〇g
たんぱく質15.1g　食塩相当量〇〇g
脂質　〇〇g

※製品によって表記は違います

①「たんぱく質の含有割合」を計算

1食当たりのたんぱく質量÷1食当たりの推奨量

15.1 ÷ 21 ＝ 0.72 → **72％**

② 1袋中の「たんぱく質の全体量」を計算

全体量 × ①「たんぱく質の含有割合」

1,050 × 0.72 ＝ 756 → **756g**

③「たんぱく質の1g当たりの価格」を計算

価格 ÷ ②「たんぱく質の全体量」

2,980円 ÷ 756g ＝ 3.9 → **3.9円**

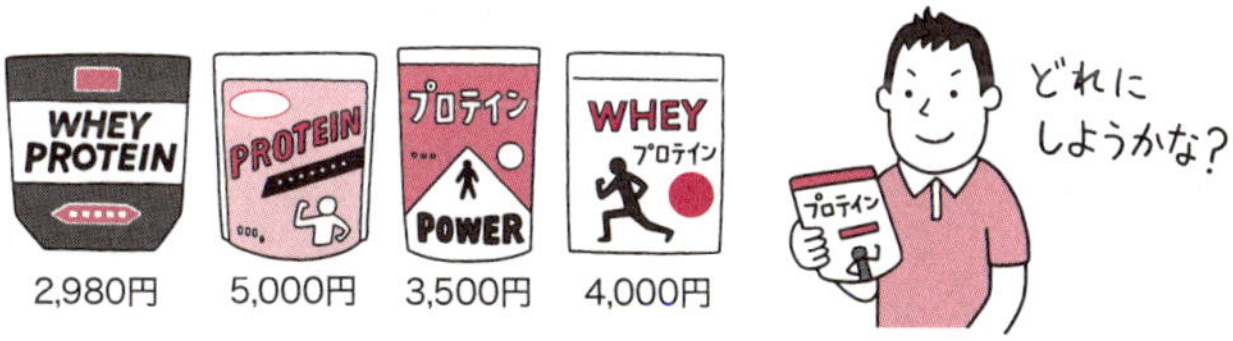

他の製品も同じように計算して、比較してみる

本当にその中身が必要なのか

前項のような選び方をすると、次のような反論をしてくる人もいます。

「価格は、たんぱく質の量だけでなく、含まれているその他の成分や、たんぱく質の品質も反映してのことだから、その計算はおかしい」と。

たしかに、その通りです。

「どんなたんぱく質を、どれくらいの割合で、どんな量入れるか」は、各社の考えがあってのことですから、僕はそれに対して何かを言うべきではありません。

しかし、プロテイン製品はたんぱく質を、安く、手軽に、素早く吸収するための食品であるはず、という立場から僕はお話をしていることをご理解ください。

僕はドラッグストアや量販店に行くと、プロテイン製品のコーナーに立ち寄り、価格や成分表を見ながら計算をすることが習慣化しています。

たとえば、こんな感じ。

「20％OFF　3980円　なんと大容量60食分！　しかも人気のバナナ味!!」

まずは、手書きのポップ広告を見て、頭の中で計算を始めます。

「60食分ということは、1日1回として2か月分。1回66円。

まあ、これくらいなら、お客さんは買うのだろうな……」

次に、パッケージの裏の「成分表」を見ます。すると…。

「1食（21g）当たり：たんぱく質4・0g」。

「え！　ほんと？　たんぱく質量少なすぎない??」

先の計算式に割り当ててみましょう。

①たんぱく質の含有割合　：　4g÷21g＝0・19　**19％**

②たんぱく質の全体量　　：　1260g×0・19＝**239g**

③たんぱく質のグラム単価：　3980円÷239g＝**16・7円**

僕の感覚では、この製品の「たんぱく質」はかなり割高に感じます。

「20％ＯＦＦ」でこの値段ですから、定価だと「グラム単価」が20円。


これはどういうことなのでしょうか？

プロテインパウダー自体は、とくに高品質とは書いてありません。

では、なぜ、この製品が高価格になってしまったのでしょうか？

成分表を見ると、ビタミンとミネラルが数種類入っています。

量的にはどれも微量ですが、バランスよく数種類が入っています。

そして、ひとつ、とても気になることが。

「炭水化物が14・４ｇ！」

１食（21ｇ）当たりに炭水化物が14・４ｇ。ほぼ７割は炭水化物なわけです。

これはプロテイン製品と言えるのでしょうか？

炭水化物なら、ご飯やパンなどで十分に摂れます。14・４ｇの炭水化物を摂取したいなら、白米38ｇ（おちょこ１杯くらい）を食べればすむことです。

みなさんは、これをどうお考えになりますか？

大切なのはたんぱく質のはず

プロテイン製品の中身について「どんな成分を、どれくらいの割合で入れるか」は各メーカーの考えがあって決められています。

そして、各社はそれを「成分表示」で示しています。

つまり、**それをどう評価するかは、使用する消費者の問題**なのです。

僕が、くり返し申し上げている「プロテインはたんぱく質を補うための食品」ということも、それはひとつの価値観でしかありません。

しかし「たんぱく質がどれだけ入っているか？」という基準は、プロテインを愛用する人にとっては、大きな価値基準となっていることは事実です。

長年愛用している人の中には、「プロテインパウダーの原料自体を、そのまま売ってほしい」と頼んでくる人もいるくらいですから。

パッケージに書かれたキャッチコピーや、ポスターの言葉ではなく、「成分表示」を判断材料にするのも賢い選択法だと、僕は思っています。たとえばこんな感じです。

●A製品

1食（20g）当たり：たんぱく質14g／1050g入り／価格：4000円

・この製品は、1食で14gのたんぱく質を摂ることを勧めている。

・「14÷20＝0・7」。たんぱく質の割合は70％だから、まあ良心的か。

・たんぱく質の全体量　　：1050g×0・7＝735g。

・たんぱく質のグラム単価：4000円÷735g＝5・4円。

■判断：たんぱく質以外の成分はどんなだろう？　甘味料が多いみたいだな……。

●B製品

1食（30g）当たり：たんぱく質24g／2000g入り／価格：6000円

・この製品では、1食で24gのたんぱく質を摂ることを勧めている。

・「24÷30＝0・8」。たんぱく質の割合は80％だから、かなりいいな。

・たんぱく質の全体量　　：2000g×0・8＝1600g。

・たんぱく質のグラム単価：6000÷1600g＝3・75円。

■判断：たんぱく質が多いし、グラム単価も安い。よし、買いだな！

「1食○g」という表示をどう考えるか

もうひとつ、考えてみてほしいことがあります。

それは**「1食（○g）」**とか**「1食分（○g）当たり」**という表示。

これはメーカーが推奨する摂取量ですが、誰に向けたものなのでしょうか？

体重100kgの格闘技選手なのか、それとも体重50kgの○Lさんなのか？

わかりませんよね。メーカーも「○○さんへ」とは特定できないわけです。

つまり、あくまでも万人向けの目安であり、最終的には、消費者が「その量は自分にとって適正なのか」を判断するしかありません。

たとえば「1食（30g）当たり：たんぱく質24g」と表示されていたとします。

仮に、1日3回プロテインを飲んだ場合、たんぱく質を72g摂取できます。

一般の成人男性なら「たんぱく質量はこれで十分」ということになります。

ただし、それは「たんぱく質」に限った話。他の栄養素は不足するでしょうし、そもそも「3食すべてプロテイン」というのはあり得ないでしょう。

「○食分」という表示をどう考えるか

同じように「○食分」という表示にも、注意が必要かもしれません。

たとえば、次のような場合、あなたは、どちらの製品を選びますか？

●C製品

内容量1000g／1食（20g）当たり：たんぱく質12g

50回分使用　価格2980円

●D製品

内容量900g／1食（30g）当たり：たんぱく質22g

30回分使用　価格2980円

「値段が同じなら、使用回数の多い方がよい」と、C製品を選ぶ人が多いのでは？

でも、使用回数の違いは「1食分の量の違い」によるものです。計算してみるとわかりますが、たんぱく質の全体量は、**C製品600g、D製品660g**なのです。

なぜ、あなたはプロテインを飲むのか？

プロテイン愛好者の中には**「味もまずくていいいし、溶けにくくてもいいから、原料を、そのまま売って欲しい」**と言う人がいます。

僕も同感で、余分な成分の少ない、できるだけシンプルな製品を好みます。

もちろん「余分な成分」というのは、僕にとって「余分」という意味で、各メーカーは「消費者のためによかれ」と考えた上で製品化しているのですが。

僕がここで言いたいのは、「何がよい、何が悪い」ということではなく、こういう事実をしっかり知った上で、どの製品を選ぶか判断してほしいということです。

あなたはなぜプロテインを飲むのか？――

その目的がはっきりすれば、選択にも迷いがなくなってくるはずです。

ちなみに、昨今は「プロテイン入りの固形食品」が人気です。手軽においしく摂取できて便利だと思いますが、おいしいお菓子仕立てにするには、脂肪や糖分が多くなることも知っておくべきです。成分表示をじっくり見てから検討するとよいでしょう。

「成分表示」の見方

プロテイン製品のパッケージには、さまざまな情報が盛り込まれています。表示の仕方は、メーカーによって違いますが、おおよそ、次のような項目です。

【表側】

・製品名

・キャッチコピー（製品の特長）

【裏側】

・**栄養成分表示**（1食分（○g）当たりの各栄養成分量）

・**名称**（たんぱく食品、プロテインパウダーなど）

・**原材料名**（含有量が多い順に書かれている。／以下は添加物）

・**内容量**

・**賞味期限や保存方法**

・**販売者や製造所**

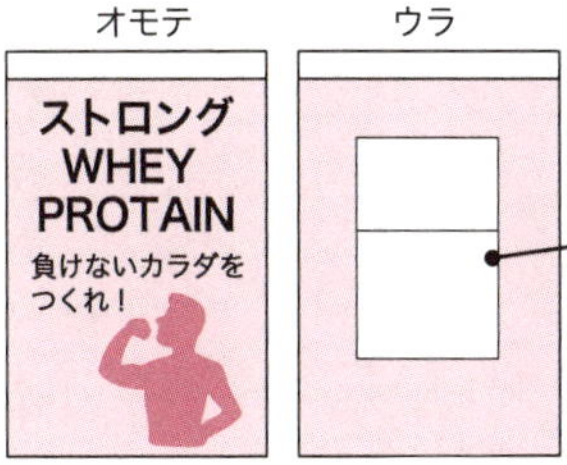

栄養成分表示　1食分（21g）当たり

エネルギー	○○kcal	ビタミンB1	○○mg
たんぱく質	15g	ビタミンB2	○○mg
脂質	○○g	ビタミンB6	○○mg
炭水化物	○○g	ビタミンC	○○mg
食塩相当量	○○g	ナイアシン	○○mg

名称：プロテインパウダー
（粉末たんぱく質補給食品）
原材料名：ホエイたんぱく（乳成分を含む）、
ココアパウダー、デキストリン、
／乳化剤（大豆由来）、香料、
増粘剤、甘味料（×××、×××）
内容量：1,050g
賞味期限（開封前）：2020.06.26
保存方法：高温多湿の場所を避けて保存
してください
販売者：株式会社メディアパルプロテイン
東京都新宿区東五軒町××

（原材料名は、使用した
重量の重い順に表示
／より上は原材料名
／より下は添加物）

このうち「原材料名」は、食品表示法によって、次のような決まりがあります。

・原材料と添加物が分けて記されています。

プロテイン製品は多くの場合「／」が境となっており、／以上が原材料名、／以下が添加物となっています。

・もっとも一般的な名称で、使用した重量の割合の高い順に表示。

名称だけでは、それがどんな類のものかわからないものもありますが、ネットで検索すればたいていはすぐにヒットします。

また、原材料名に多くの名称が列記されているほど、肝心のたんぱく質の含有量が少なくなる傾向があります。

プロテインもサプリメントの一種

ここまで、何度も「プロテインはたんなる食品です」と書いてきました。医薬品ではなく、化学製品でもなく、食品。これは肉や魚介、穀物、野菜や果物、豆や卵類などと同じ食品、という意味です。

ただし「食品」とは言うものの、プロテインは主食や副菜として食べるわけではなく、あくまでも、日々の食事の補助的な役割をする食品です。俗に「栄養補助食品」と呼ばれ、文字通り、「足りない栄養素を補助する食品」のことです。

ちなみに栄養補助食品は、いまでは**「サプリメント」**という呼び方が一般的になっています。「supplement」は日本語に訳すと「補助」。

サプリメントを「錠剤やカプセル」のことだと思っている人がいるようですが、それは間違い。粉末状のプロテインも、サプリメントです。

法的なしきりはありませんが、**「特定の成分を濃縮し、栄養補助を目的とした食品」**がサプリメントなのです。

医薬品との違いは？

世間には**「特定保健用食品」**（いわゆるトクホ）や**「特別用途食品」**、さらには**「機能性食品」**など、ありがたそうな名のついた「健康食品」があふれています。

言ってしまえば、それは食品メーカーや製薬会社の販売戦略です。「これは健康によい食品だよ」とアピールしているわけです。

野菜や果物、魚や肉、穀類や豆も「健康によい食品」ですが、わざわざ「栄養強化食品」などとは表示しませんよね。それは、昔から口にしてきた食品だからです。

健康食品については「よくわからない」という声を多く聞きますので、ここで整理しておきましょう。次ページに分類を記しましたので、参考にしてみてください。

ちなみに、私たちが口から摂取するものは医薬品と医薬部外品を除き、すべて「食品」とされます。

食品には**「体の構造や機能に影響する表示はできない」**という決まりがありますが、例外的に保健表示と機能表示が認められているものがあります。

食品と医薬品の分類

<table>
<tr><td rowspan="10">食品</td><td rowspan="7">一般食品</td><td rowspan="6">いわゆる健康食品</td><td>機能性食品</td><td>体調を調整する働きなどを標榜した食品。試験管内実験や動物実験の効果を示すものが多い。</td><td rowspan="7">効能や機能の表示はできない</td></tr>
<tr><td>栄養補助食品</td><td>平成16年以前によく使用されていた名称。</td></tr>
<tr><td>健康補助食品</td><td>栄養成分を補給したり、健康保持・増進・管理などを目的とした食品。</td></tr>
<tr><td>栄養強化食品</td><td>平成8年度以降、廃止。</td></tr>
<tr><td>栄養調整食品</td><td>国による表示の許可や届出の規制はないが、健康増進法の虚偽誇大表示の禁止規定や食品衛生法、薬事法、景品表示法などに違反してはいけない。</td></tr>
<tr><td>サプリメント</td><td>特定成分が濃縮された錠剤やカプセル形態のものを指すことが多いが形状に決まりはない。規格基準を満たし、栄養機能食品と表示されるものもある。</td></tr>
<tr><td>その他の一般食品</td><td colspan="2">ほとんどの食品はこの分類。プロテインもこの仲間！</td></tr>
<tr><td rowspan="2">保健機能食品</td><td>栄養機能食品（規格基準型）</td><td colspan="2">成長や発達、健康維持など体の生理機能に必要な栄養素の補給や補完を目的とした製品。12種類のビタミンや5種類のミネラルに関しては、含有量が国の基準を満たせば、定められた栄養表示をした上で無届、無審査でも販売できる。</td><td>栄養成分の機能表示ができる</td></tr>
<tr><td>特定保健用食品（個別許可型）</td><td colspan="2">体調を整えるなどの働きがある食品成分を加工した食品。その有効性と安全性において、消費者庁や食品安全委員会の審査を経て、消費者庁長官の許可を得る。そのうえで、特定の保健の用途に適することが表示される。</td><td>保健の機能表示ができる</td></tr>
<tr><td>特別用途食品</td><td colspan="3">病者用食品、嚥下困難者用食品、乳児用調製粉乳、妊産婦・授乳婦用粉乳などがある。
医学や栄養学的な配慮が必要な人に対し、発育や健康の保持・回復に適するという特別の用途の表示が許可された食品。健康増進法に基づく消費者庁長官の許可が必要。
「特定保健用食品」は、特別用途食品のひとつでもある。</td><td>特別の用途表示ができる</td></tr>
<tr><td colspan="6">医薬品（医薬部外品を含む）</td></tr>
</table>

（厚生労働省「健康食品による健康被害の未然防止と拡大防止に向けて」を基に作成）

プロテインの欠点

この章では、プロテインを選ぶ際のヒントについてお伝えしてきましたが、最後にひとつ、悪いところも書いておかなければならないでしょう。

プロテインは食品なので、正しく摂取すれば、よいことしかないのですが、欠点を探したら、ひとつだけありました。

それは、**咀嚼しない**ということ。

食べものをよく噛んで、飲み込む行為が、人間にとってどれだけ大切か。

健康の面からは、噛むことで唾液や消化液が出るため、殺菌や消化の働きが高まります。また、アゴを動かすことで血流もよくなり、さらに脳への刺激にもなります。

心理的な側面もあります。噛むことでよりおいしさを感じることができ、それが生きる喜びにつながるのではないかと思うのです。

だって、食べることって、楽しいですよね。

病院に入院し、胃ろうをしている人や、点滴で栄養を摂っている人は太りません。それはカロリーをコントロールしているからですが、「噛む」ということも大きく関係していると思うのです。

噛むという行為が、なんらかのスイッチを入れて、体の機能も高めてくれる――。

じっさい、歯の残存本数が多い人ほど長生き、というデータがあるようです。これは「歯がある人＝ものを噛むことができる人」であり、噛むことが生命力につながっていることを物語っていると言えます。

厚生労働省の大規模な追跡調査では、歯を失って噛めなくなった人は、認知症のリスクが最大で1・9倍高まったという報告をしています。

つまり、プロテインを飲むだけでは、やはり、物足りないのです。

この本でくり返し言っていますが、人間の健康はあくまでも食事が基本です。

プロテインは、栄養的に、たんぱく質が不足しているとき、あるいは、成長期の子どもや、より筋肉を必要とする人が、補助的に摂取するものなのです。

これは僕が声を大にして言いたい、大切なことです。

5章 プロテインと賢くつき合う方法

利用者別、
ワンポイントアドバイス

一般の人の利用法◉ムリせず、気軽に使う

プロテインパウダーは、あくまでも栄養補助食品。たんぱく質が不足しているときや、他の栄養素とのバランスが悪いときに使うものです。

一般の方の場合、**プロテインパウダーに過度の期待をするのではなく、ムリして使うのでもなく、気軽に、有効に利用する**、くらいの心構えでいるとよいと思います。

僕の印象としては、中年のおじさんたちは、元気がなく、活力が失われている人が多いように見えます。いちばんの原因は、動く量が不足していることだと思うのです。

よくしゃべり、よく考え、よく動く人は、自然とエネルギーの消費量も多くなり、腹が空きます。腹が空けば、食欲が出て、よく食べる。すると活力も出る。

こうした「正のサイクル」に入るために、プロテインを利用し、体を動かすというところから始めてみてもいいかもしれません。

朝昼晩、3度の食事でしっかりたんぱく質が摂取できているのなら、わざわざプロテインパウダーを飲む必要はありません。

みなさんは日頃、どんな食事をしているのでしょうか？　何を、どれくらい食べているかは、人それぞれでしょう。また、何をどれくらい食べればいいかも、人それぞれです。

成長期の子どもや運動選手、重労働の人はより多くの栄養素が必要ですし、体格や性別、年齢によっても違うからです。

そこで、極端な例で考えてみます。

1日3度の食事をすべて**「ご飯、味噌汁、プロテイン」**とした場合、栄養価的には、どうなるのでしょうか？

計算すると、1日の栄養価は次のようになります（次ページの図参照）。

①総カロリー　→　1441kcal
②たんぱく質　→　80・6g
③脂質　→　12・9g
④炭水化物　→　241・8g

1日3食「ご飯、味噌汁、プロテイン」にした場合の栄養価

ご飯1杯は200gとして計算（ファミレスなどのライスはこの量が多い）。
プロテイン1食（25g）当たり：たんぱく質含有量75%として計算。

朝 ご飯1杯
味噌汁（わかめとねぎ）
プロテイン25g

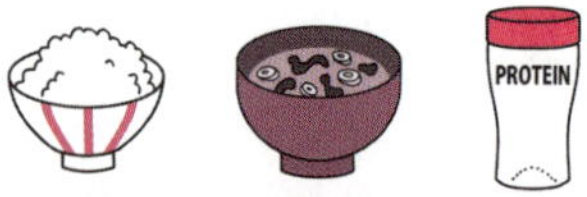

	カロリー	たんぱく質	脂質	炭水化物
ご飯	336kcal	5.0g	0.6g	74.2g
味噌汁（わかめとねぎ）	27kcal	2.2g	0.7g	4.2g
プロテイン（25g）	100kcal	18.6g	1.7g	2.4g
合計	463kcal	25.8g	3.0g	80.8g

昼 ご飯1杯
味噌汁（大根と油揚げ）
プロテイン25g

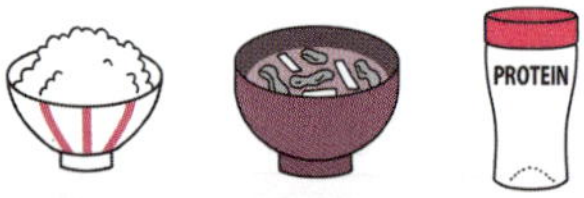

	カロリー	たんぱく質	脂質	炭水化物
ご飯	336kcal	5.0g	0.6g	74.2g
味噌汁（大根と油揚げ）	60kcal	3.7g	3.4g	3.9g
プロテイン（25g）	100kcal	18.6g	1.7g	2.4g
合計	496kcal	27.3g	5.7g	80.5g

夜 ご飯1杯
味噌汁（豆腐となめこ）
プロテイン25g

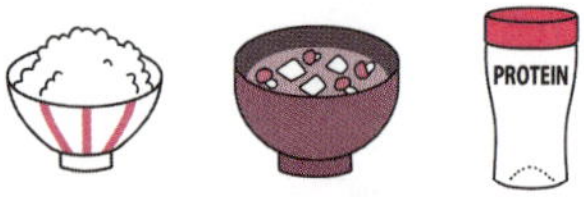

	カロリー	たんぱく質	脂質	炭水化物
ご飯	336kcal	5.0g	0.6g	74.2g
味噌汁（豆腐となめこ）	46kcal	3.9g	1.9g	3.9g
プロテイン（25g）	100kcal	18.6g	1.7g	2.4g
合計	482kcal	27.5g	4.2g	80.5g

合計すると…
総カロリー1441kcal　たんぱく質80.6g　脂質12.9g　炭水化物241.8g

この数字を、厚生労働省が発表している「日本人の食事摂取基準」（2015年版）と比較してみましょう。

※身体活動レベルは「ふつう」、年齢は30〜49歳の場合として算出します。

【男性】①エネルギー2650kcal　②たんぱく質60g
③脂質73・6g　④炭水化物380・9g

【女性】①エネルギー2000kcal　②たんぱく質50g
③脂質55・6g　④炭水化物287・5g

3食を「ご飯、味噌汁、プロテイン」にした場合、カロリーはかなり少なめ、たんぱく質は多め、脂質はかなり少なめ、炭水化物はやや少なめになることがわかります。

そこで、夕飯のプロテインはやめて、代わりに豚肉（バラ肉）100gを「しょうが焼き」にして食べたとします。すると、次のようになります。

【合計その2】
①カロリー1780kcal　②たんぱく質78g
③脂質48・8g　④炭水化物244・9g

「ご飯、味噌汁、プロテイン」をアレンジした場合の栄養価

ご飯１杯は２００ｇとして計算（ファミレスなどのライスはこの量が多い）。
プロテイン１食（25ｇ）当たり：たんぱく質含有量75％として計算。

朝 ご飯１杯
味噌汁（わかめとねぎ）
プロテイン25ｇ

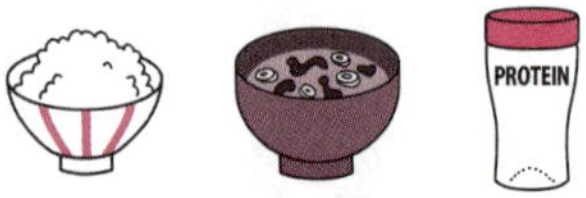

	カロリー	たんぱく質	脂質	炭水化物
ご飯	336㎉	5.0ｇ	0.6ｇ	74.2ｇ
味噌汁（わかめとねぎ）	27㎉	2.2ｇ	0.7ｇ	4.2ｇ
プロテイン（25ｇ）	100㎉	18.6ｇ	1.7ｇ	2.4ｇ
合計	463㎉	25.8ｇ	3.0ｇ	80.8ｇ

昼 ご飯１杯
味噌汁（大根と油揚げ）
さば缶みそ煮（190ｇ）

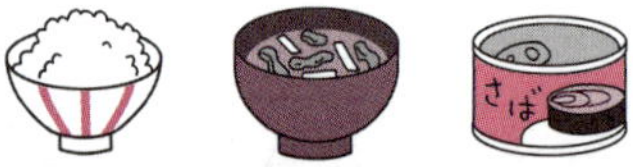

	カロリー	たんぱく質	脂質	炭水化物
ご飯	336㎉	5.0ｇ	0.6ｇ	74.2ｇ
味噌汁（大根と油揚げ）	60㎉	3.7ｇ	3.4ｇ	3.9ｇ
さば缶みそ煮（190ｇ）	412㎉	31ｇ	26ｇ	13ｇ
合計	808㎉	39.7ｇ	30ｇ	91.1ｇ

夜 ご飯１杯
味噌汁（豆腐となめこ）
豚カルビ焼き（100ｇ）

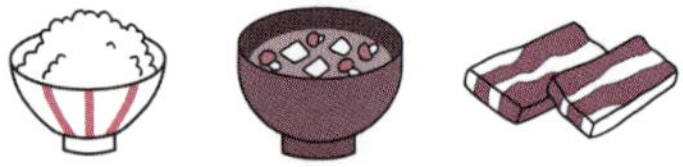

	カロリー	たんぱく質	脂質	炭水化物
ご飯	336㎉	5.0ｇ	0.6ｇ	74.2ｇ
味噌汁（豆腐となめこ）	46㎉	3.9ｇ	1.9ｇ	3.9ｇ
豚カルビ焼き（100ｇ）	439㎉	16ｇ	37.6ｇ	5.5ｇ
合計	821㎉	24.9ｇ	40.1ｇ	83.6ｇ

合計すると…
総カロリー2092㎉　たんぱく質90.4ｇ　脂質73.1ｇ　炭水化物255.5ｇ

「日本人の食事摂取基準」に少し近づいてきました（たんぱく質が多めですが）。

次に、昼食のプロテインもやめて、代わりに「さばの缶詰（みそ煮）」を1缶（190g）食べてみることにします。

【合計その3】（右図参照）

①カロリー2092kcal　②たんぱく質90・4g

③脂質73・1g　④炭水化物255・5g

こうすると、「合格点」の範囲に近づいたと言えます（たんぱく質が多めですが）。

もちろん、このメニューでは野菜や果物が含まれず、ビタミンやミネラルなどは不足しています。しかし、おおよその考え方の目安にはなると思います。

一般の方の場合、やはり、次のようなことを心がけるべきでしょう。

・まずは、バランスよい食事を心がけること。

・そのうえで、補助的にプロテインを考える。

「なにがなんでもプロテイン」ではなく、「ムリなく気軽に」というスタンスが大切なのです。

高齢者の利用法①よく食べ、よく動く人にはプロテインは不要

年を重ねるごとに筋肉量は減少していき、60代では20代の半分にまで落ちると言われます。そして、筋肉が減った分、脂肪の割合が高まるのです。

「私は若い頃と体重が変わっていない。だから健康だ」

このように話す高齢者をよく見かけますが、体重が変わらないのは、筋肉が減った分、脂肪が増えたからです。だから、健康的かどうかはわかりません。

ここでみなさんに問題です。

次の4つの中で、もっとも死亡率が高いのは何番だと思いますか？

①筋肉量が多く、脂肪量も多い
②筋肉量が多く、脂肪量が少ない
③筋肉量が少なく、脂肪量が多い
④筋肉量が少なく、脂肪量も少ない

答えは③。**「筋肉量が少なく、脂肪量が多い人」がもっとも死亡率が高い**のです。

次が④「筋肉量が少なく、脂肪量も少ない人」、そして①「筋肉量が多く、脂肪量も多い人」。**もっとも死亡率が低いのは②「筋肉量が多く脂肪量が少ない人」**です。

気になるのは、「筋肉量も少なく、脂肪量も少ない人」の死亡率が2番目に高いことです。

高齢になると、食事量が減り、一気にやせてしまう方がいます。やせるということは、筋肉量も脂肪量も少なくなったということですが、それが健康にもよくないことは、この調査結果も証明しています。

僕は宮城県の雄勝町に住んでいますが、漁師や畑仕事をしている高齢の方は、本当によく食べるし、よく動きます。このため70歳、80歳を過ぎても、まったく年齢を感じさせないくらいエネルギッシュで、元気なのです。

年をとっても、基本は3食を美味しく楽しく、よく噛んで食べること。そして、よく動くこと。よく眠ること――。

しっかり食べ、活き活きと動けているなら、プロテインなんて必要ありません。

高齢者の利用法②こんな人にはプロテインがお勧め

高齢者の中には、プロテインを利用したほうがよさそうな方も見られます。

たとえば、次のような人です。

- **咀嚼に難がある方**
- **胃腸や消化吸収の働きがよくない方**
- **積極的に体を動かしている方**
- **体調がよくない方、元気が出ない方**（医師による食事制限などはない）

高齢者は成人と比べても、**たんぱく質を多めに摂取する**ことが推奨されています。**体重1kgに対し1・1g、**がその目安。

体重60kgの人なら66gとなります。

ただし、高齢者は内臓の働きが低下し、消化吸収力も落ちているため、ムリして食

高齢者もプロテイン

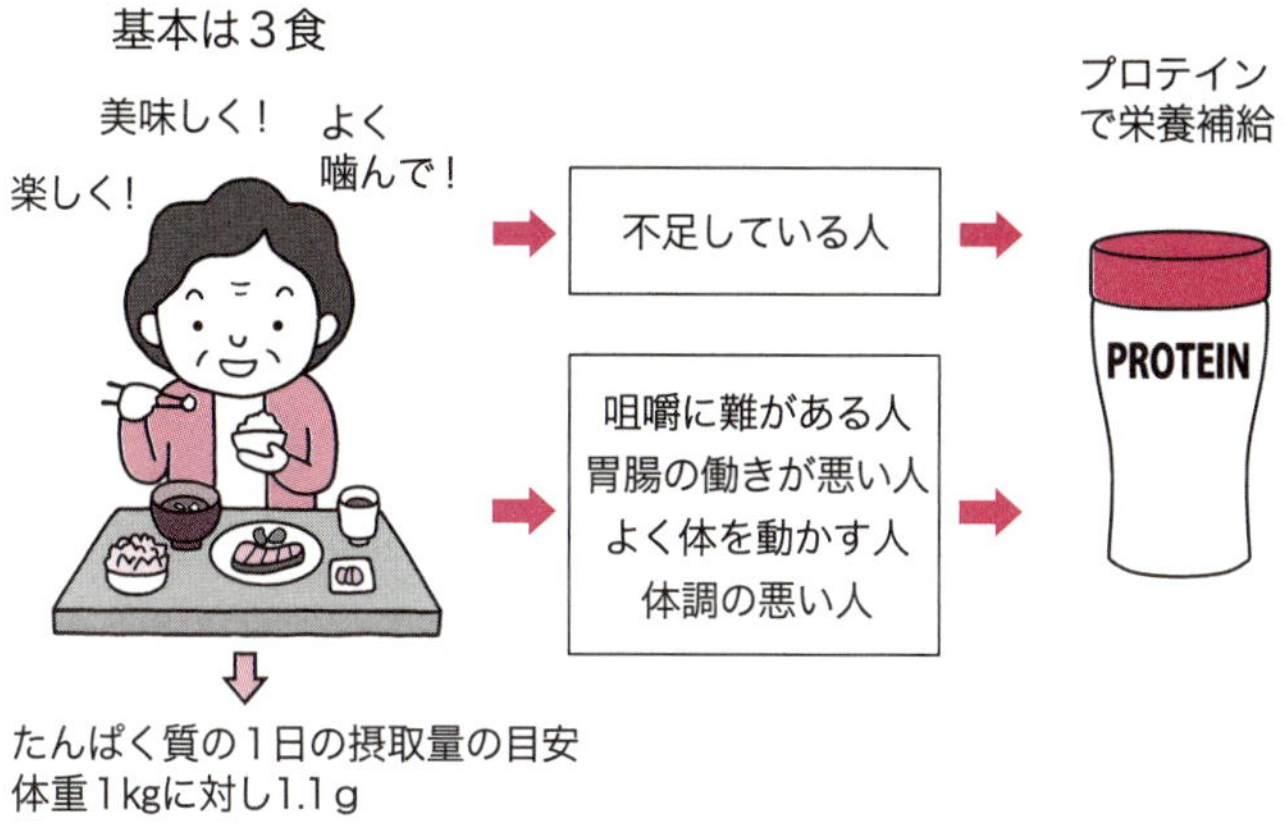

べるのは避けたいところです。

その点、水に溶いて飲むプロテインは体に優しい食品と言えるでしょう。

高齢の方にプロテインを勧めると、よく、「なんだこれ？」とか「粉っぽくて飲みにくい」「たくさん飲めない」と言われます。

メーカーとしては、たとえば「1食分（20ｇ）を200mlの水に溶かして飲む」などと勧めていますが、高齢者が一気に飲むのは、たしかに大変かもしれません。

そんな方は、2～3回に分けて、お茶代わりに飲んでみることをオススメします。

また、高齢の方は、水分摂取量が不足しがちなので、水分補給としても有効です。

女性の利用法①美しいカラダにはプロテインがお勧め

僕がプロテインの世界に入った理由のひとつは、東京で見た女性に危機感を覚えたことです。電車で僕の前にいた女性の髪の毛が細く、肌の状態も悪いように見えたのです。

若くて、美しい人でしたが、体づくりのプロである僕の目から見たら、たんぱく質が不足していることは明らかでした。

ストレスや環境の影響もあるのでしょうが、おそらくは、ウエイトを絞るために、食事を制限しているのでしょう。

体の細胞はたんぱく質でつくられます。筋肉だけでなく、皮膚も髪の毛も爪も、血液や内臓や骨、ホルモンもそうです。

「肌にハリと潤いが出る」とか「関節にやさしい」と女性が好むコラーゲンも、じつはたんぱく質の一種です。

全身を美しく保つカギは、たんぱく質にあるのです。

たんぱく質で美しいカラダをつくる

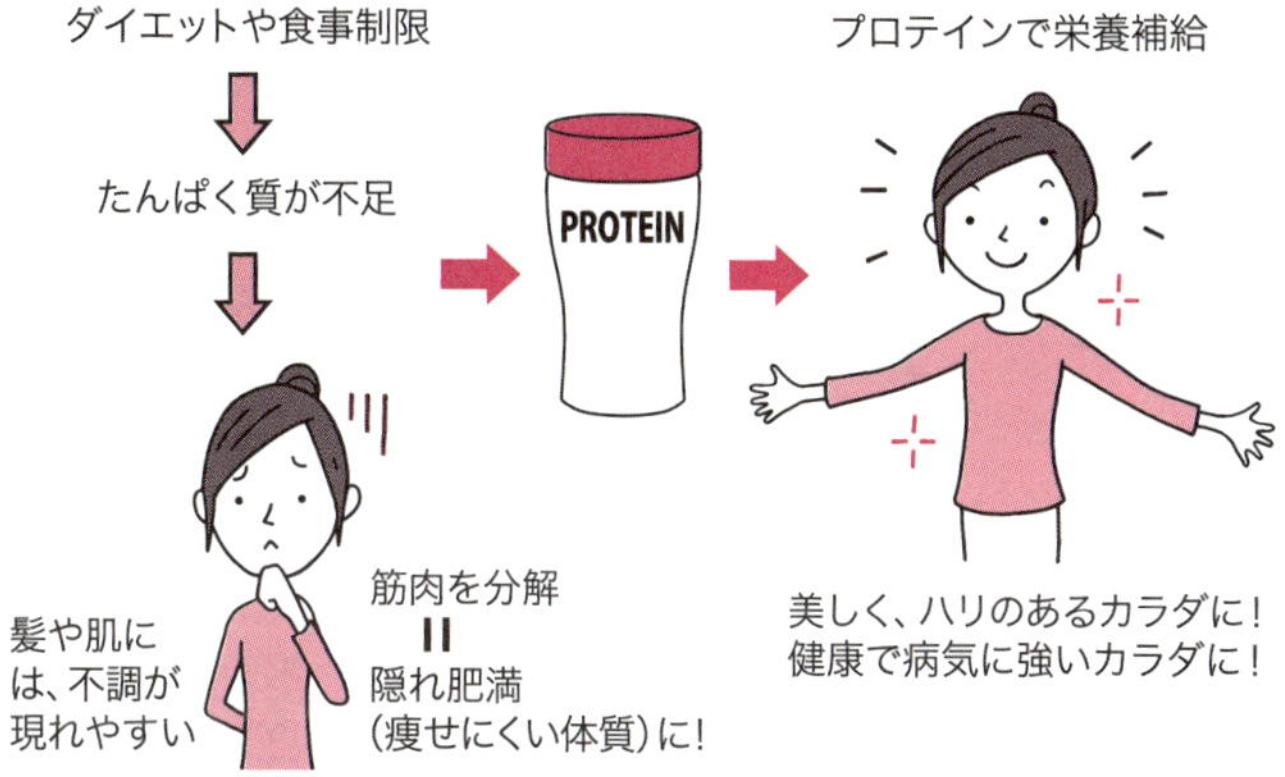

たんぱく質が不足すると、体の組織をつくる材料が不足した状態になります。

そのような危機的な状態では、人体は脳を守ろうとします。少ない材料は優先的に脳に回され、髪の毛や皮膚などは後回し。そのために材料が供給されず、ボロボロになってしまうというわけです。

ちなみに、昔、シベリアに抑留された人の体験談を読んだことがありますが、その人は髪の毛や爪が伸びず、歯もボロボロになったと言います。

また、産後、子どもに乳を与えている母犬の毛艶がとても悪くなることは、よく知られています。たんぱく質を優先的に、わが子に分け与えているからです。

女性の利用法②ダイエットの弊害

世間では「〇〇するだけでやせる」というダイエット法が、次々と出てきます。言い換えれば多くの人がダイエットにくり返し失敗しているということなのですが、それはさておき、体づくりの専門家の立場から、少しお話しさせていただきます。

太るのは、じつに単純な理屈です。

摂取エネルギー ＞ 消費エネルギー

余った分が、脂肪となって体に蓄積され、体重オーバーの原因になるのです。

つまり、**太りたくないなら、摂取エネルギーを減らすか、消費エネルギーを増やせばいいだけの話。**

というわけで「食べない女性」が増えているのですが、食事を減らし、十分な栄養が得られなければ、体のどこかに不具合が出てきます。

たとえば、たんぱく質の摂取量が減ると、筋肉が選択的に分解されるようになり、体重は軽くても筋肉の少ない隠れ肥満になってしまいます。

筋肉は脂肪に比べて重いので、筋肉量が減れば、体重は落ちます。すると、体重は一時的に減るのですが、筋肉量が落ちれば、消費エネルギーも減ってしまいます。

こうなると、結果的に、体重が落ちにくい体質になってしまうのです。

ここに目をつけたのが「プロテインダイエット」です。

プロテインは低カロリーで、たんぱく質もしっかり摂取できる。だから、体重は減り、筋肉も維持できる、というものです。

もちろん、その理屈は正しいのですが、たんぱく質を摂取するだけではダメ。**「たんぱく質の摂取＋運動」の二つによって、筋肉は維持される**からです。

昨今では、女性向けのプロテイン製品が多数出ています。傾向としては、さまざまな栄養成分が入ったものが人気のようです。

しかし、他の栄養成分が多く含まれれば、その分、たんぱく質の含有量は減ってしまいます。そうした基本知識も知っておいてほしいと思います。

子どもの利用法①成長期にはプロテインを有効活用すべき

子どもの体力が低下していると言われます。

平成11年から平成29年までの18年間だけを見ても（左ページ参照）、身長以外のほとんどの項目で、数値が落ちていることがわかります。

その中で、たんぱく質の摂取量は、大きく低下しているようです。

この数値だけを見て、「たんぱく質量の低下が筋力や体力の低下の原因」と結論づけるのは早計ですが、なんらかの影響はあるのかもしれません。

子ども時代は、すくすくと体を伸ばす時期で、体の組織をつくるたんぱく質が大量に必要となります。

「日本人の食事摂取基準」（厚生労働省）によれば、推奨量は次のようになりますが、僕の感覚では、この推奨量自体が少ないと感じています。

・（小学生）**6～7歳→35g**　**8～9歳→40g**　**10～11歳→50g**
・（中学生）**12～14歳→60g**　（高校生）**15～17歳→65g**

プロテインは成長期の強い味方

子どもの体力が低下している　平成11年と29年の比較

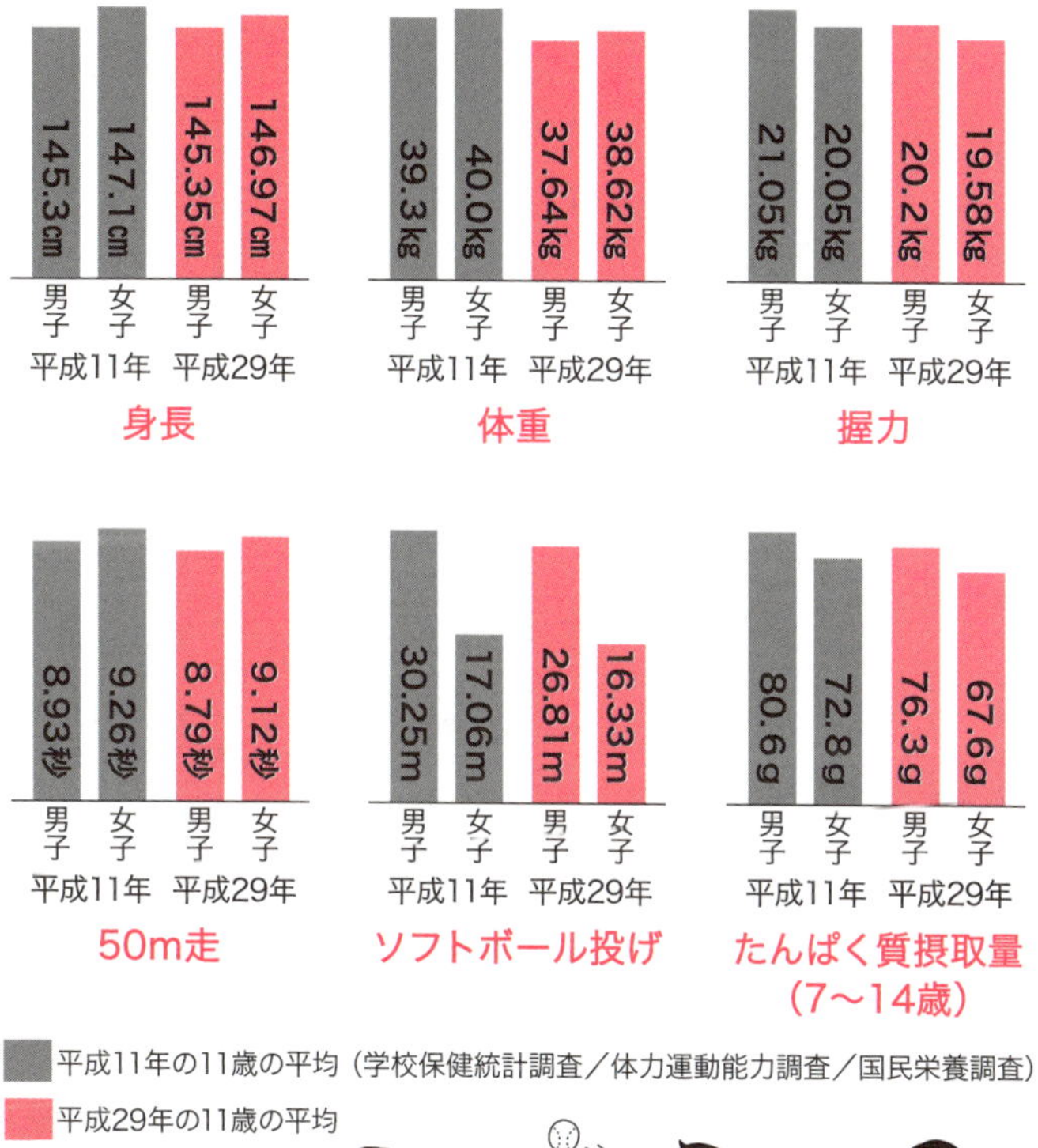

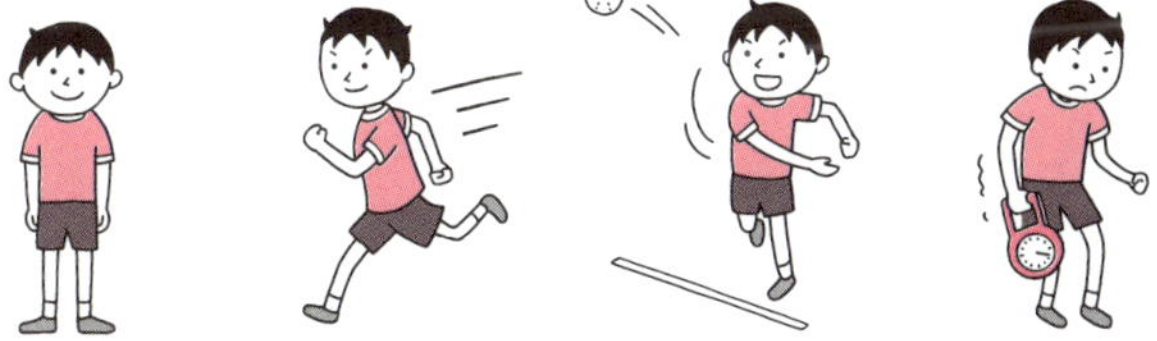

子どもの成長には大量のたんぱく質が必要！

子どもの利用法②基本はバランスの良い食事

宮城県に移住して以来、僕は地域のご家庭を訪ねる機会が多くなりました。そうした中で、少し心配になることがありました。

それは、子どもの食事についてです。

朝食を食べない子が多いことは以前から問題視されていましたが、たとえば、朝、菓子パンだけをかじって学校に行くような子を、数多く見かけたのです。

何か口に入れればいい、とりあえずお腹がふくれればいい、子どもが好きなもの（甘い物）を食べさせれば簡単、というような感覚でいるように思われます。

また、朝食を食べなくなった原因のひとつには「夜更かし」もあります。睡眠時間が短いため、朝は食欲がわかないのです。

こうした「夜更かし」は、子どもの体にとって、害悪以外の何者でもありません。就寝中の深夜（一説には10時から2時頃）には、成長ホルモンが分泌され、体の補修や再生が活発に行われます。つまり、細胞の成長、修復にたんぱく質が必要となり、

朝のスタートが元気と成長の決め手

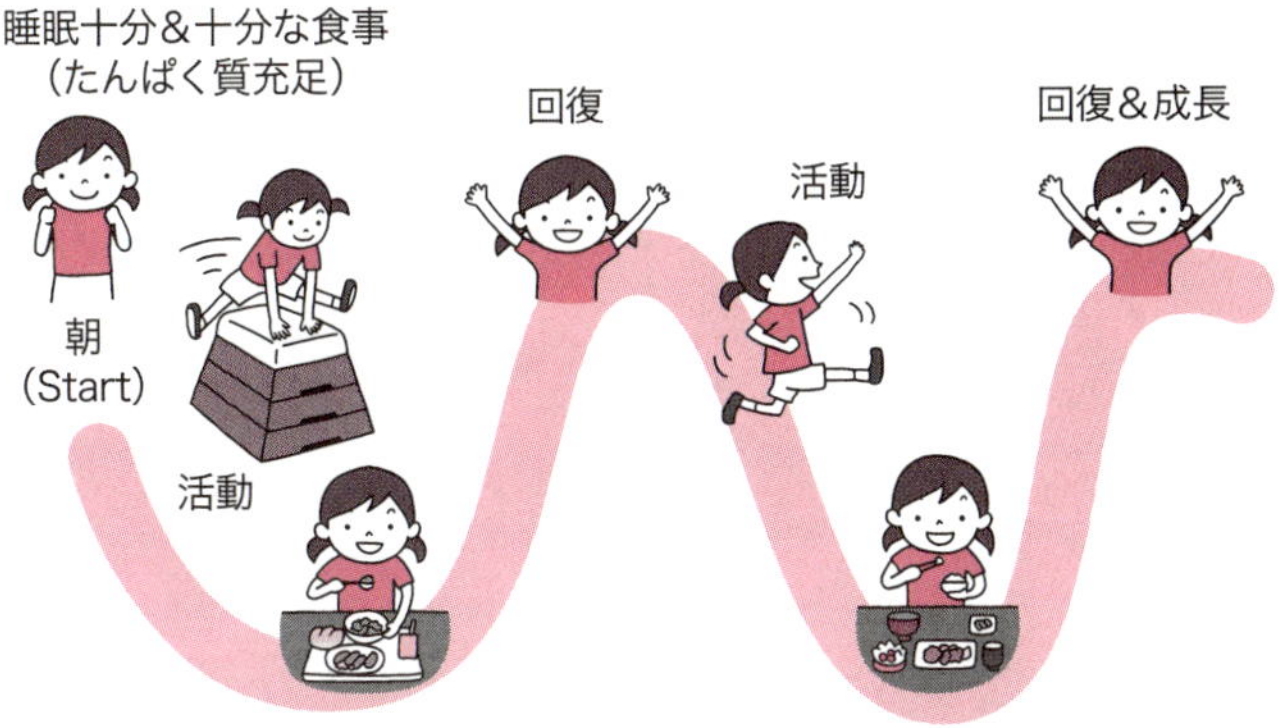

睡眠不足＆食欲不振（たんぱく質不足）
マイナス（負）からのスタートになると、回復も成長も十分でなくなる

一時的に不足した状態になります。

その減った分は、朝食で補てんすべきなのですが、それをしないとどうなるか？

矛盾するような話ですが、なんとせっかくつくった筋肉を分解して、不足分を補おうとしてしまうのです。

すると、体が十分に成長できないだけでなく、ケガや病気にも弱くなってしまいます。

また、朝食の欠食は、1日の活動エネルギーが不足することでもあり、脳の出力の低下や意欲の低下にもつながります。

本来は、食事によってさまざまな栄養素を摂り込むのが理想ですが、それができない場合は、プロテインを飲み、たんぱく質を補うというのが現実的であり有効です。

ジュニアアスリートの利用法①部活動をする子は積極的に活用

中学生や高校生で、運動部の子は活動量が多く、消費エネルギーもはね上がります。まさに「食べる端から消費されていく」という状態になります。

「お腹が空いて倒れそう」とか「我慢できず早弁してしまう」「食事後、すぐにお腹が空く」というのは、体が「栄養をよこせ」と要求しているからなのです。

活動エネルギー＋体の成長分＋疲労・損傷した組織の補修や再生

これを十分に行うためには、大量のたんぱく質が必要です。

目安としては、体重1kg当たり1・5〜2・3gほど。

60kgの子なら、90〜138gになります。

しかし、この分量を食事だけでまかなうのは、大変かもしれません。

ちなみに、コンビニなどで人気の「サラダチキン」は、1食20〜25gのたんぱく質量がありますが、この4〜6本分の量に相当します。

プロテインは運動する子の強い味方

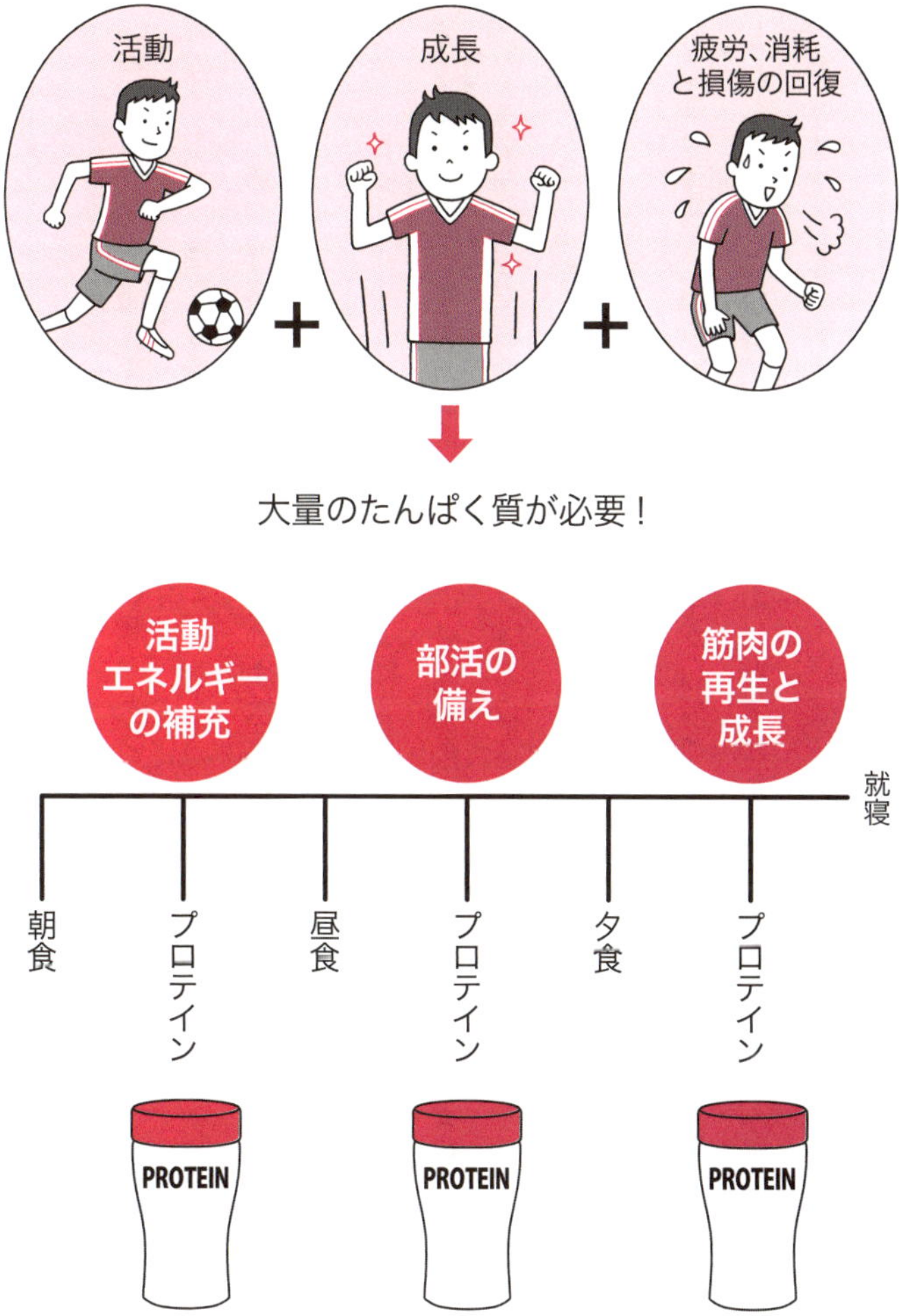

ジュニアアスリートの利用法②プロテインだけではまかなえない

筋トレやスポーツに励む若者たちの多くは、体をつくること、そして活動のエネルギーを確保することに主眼を置きがちです。

お腹が空くため、食事はどうしても、肉と炭水化物が中心のガッツリ系に。そしてさらに「補食としてプロテイン」という人も多いのではないでしょうか。

そのため、ビタミンやミネラルが不足する傾向にあることが指摘されています。

そこで、たとえば、栄養バランスのよい食事の例として、**「まごわやさしい」**という不思議な言葉を知っておくだけでも、プラスになるかもしれません。

まめ（大豆製品）、**ご**ま（ナッツ類）、**わ**かめ（海藻類）、**や**さい、**さ**かな、**し**いたけ（キノコ類）、**い**も（いも類）から、頭文字をとったものです。

家にいる朝や夜は、バランスのよい食事が可能です。昼のお弁当も、なんとかなります。しかし、3食とは別に栄養を摂るのはむずかしい。そこで、プロテインを飲むという発想が生まれるわけです。

アスリートの利用法◉ドカ食いではなく、こまめに飲む

アスリートやボディビルダーたちは、自分の筋肉に敏感です。僕もそうでしたが、たとえばプロテインパウダーを、どのタイミングでどれだけ飲むとよいとか、どの原料メーカーのプロテイン原料が体に合うかなど、自分の体を使って実験するのです。

本書は一般の方のための「プロテインの入門書」なので、そうしたマニアックな活用術については述べませんが、ふたつほど初心者用の方程式をお話ししておきます。

①一度に大量ではなく、こまめに飲む

朝昼晩の食事が基本ですが、その空き時間にプロテインを飲む。

たとえば、朝食6時、昼食12時、夕食19時としましょう。この場合、10時、15時、睡眠前の22時にプロテインを飲むのです。

正確に時間分割をできているわけではありませんが、これならアミノ酸（たんぱく質）が常に血液中にあることになり、筋肉を合成しやすくなります。

②トレーニングの前や途中に飲む

何度かお話ししましたが、基本的にプロテインパウダーは「運動後に飲む」ことが勧められています。

理屈ではたしかにその通りなのですが、もっと効果的なのが、トレーニングの前や途中に飲むという方法。

食物の場合、消化され吸収が始まるまで3時間ほどかかります。しかし、プロテインパウダーは1時間ほどで、吸収が始まります。

これがプロテインパウダーの強みですが、それでも1時間かかってしまうわけです。たとえば、トレーニングを3時間やるとしたら、トレーニング中から筋肉の分解は始まっています。そこにたんぱく質が分解されたアミノ酸の状態で供給されるのが、本来、いちばん合理的。

というわけで、僕はトレーニング開始の1~2時間前にプロテインパウダーを飲んでいましたし、もっとストイックな達人たちは、トレーニング中にたんぱく質が分解されたEAA（必須アミノ酸）を飲んだりするわけです。

6章 体は運動によってつくられる

筋力を保つ、山本式
ガテン系トレーニング

筋肉も健康も毎日の運動でつくられる

40歳、50歳になると、筋力の低下が自覚できるようになります。20代に比べると60代では、筋力が半分になっている人もいます。それと同時に、お腹も出てきて、「中性脂肪」「血糖値」「高血圧」などが気になり始めます。

その大きな原因が「不活発」です。

ここでは、自宅で簡単にできる運動を紹介します。

先ほども話しましたが、筋力は、たんぱく質を摂取するだけではつきません。運動が伴って、初めて筋肉になるのです。

運動する際に、大切なのは以下の3つ。

①一日の中で、こまめに運動する。

②ムリをせず、追い込まない。

③ゆるやかな運動を、できれば毎日つづける。

できることから始めてみましょう。

関節の可動域を広げる運動を

年齢とともに失われるのは筋肉だけではありません。関節の可動域も減少していきます。

それは突き詰めれば筋肉や関節組織の経年劣化なので、ある意味仕方がないとも言えますが、関節可動域が減少すると動きの滑らかさが減ります。

たとえば、若い頃はボールを遠くに投げることなど、なんの抵抗もなかったと思いますが、40歳を超えて、とくに運動をしていない方は実際にボールを投げてみてください。驚くほど動きが硬くなっていることに気がつくでしょう。

動きが硬くなる（滑らかさが減る）ということは、腰痛や膝痛を誘発し、痛いから動かないという不活発な循環へと陥っていきます。

私が推奨する運動は筋トレ効果もあり、さらに可動域を広げるような柔軟運動の効果もあります。

これを僕は「ガテン系筋トレ」と言って、セミナーなどで紹介しています。

ガテン系筋トレ

通常の筋トレは、特定の部位だけを鍛えるような機械的で小さな動作が主ですが、**ガテン系筋トレは、より大きく動き、その中で全身を自然と鍛える方法**なのです。

トレーナーを一時的に休止した後、宮城県で漁師をしながら開発した方法ですから、**実践的で合理的な運動と言えるもので、短時間で効果が見込めます。**

筋肉をモリモリにするというよりは、「主要な筋肉を保持する」というもの。

漁師の先輩などは、80歳を超えても体がよく動き、力もあります。それは、ふだんの生活の中で、自然に体を動かし、それが筋トレにもなっているからです。

これまで自分が指導してきたようなきっちりとしたエクサイズももちろん大切ですが、より生活に則した運動の有効性と必要性を感じるようになったのです。

ここで紹介する5つのトレーニングは、ご自身がやりやすいように、できる範囲で、ムリなく行ってください。朝昼晩の3回行うのがオススメです。

上体ねじり

バスタオルなどを半分に折って、片手でもち、体をねじります。タオルは使わなくてもよいのですが、あるほうがよりねじれて、体が伸びるということが、最近、感じられるようになりました。僕も40歳になりましたが、過去のムリがたたり、体はいつもバキバキの状態。こういう大きな動きのあるトレーニングが、体にやさしいのです。

1

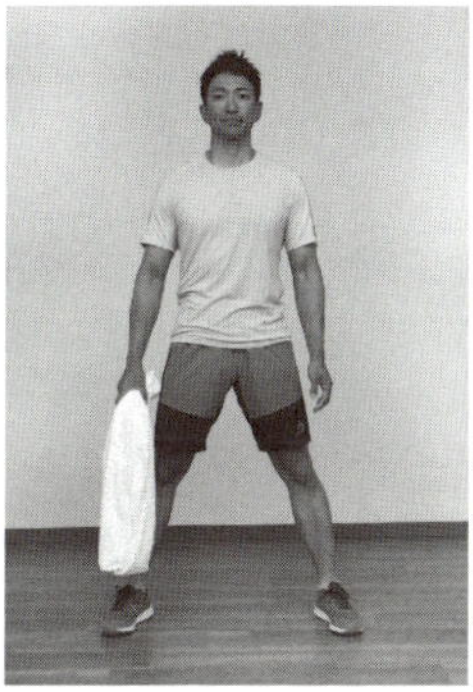

息を止めず、自然に呼吸しながら行います。

2

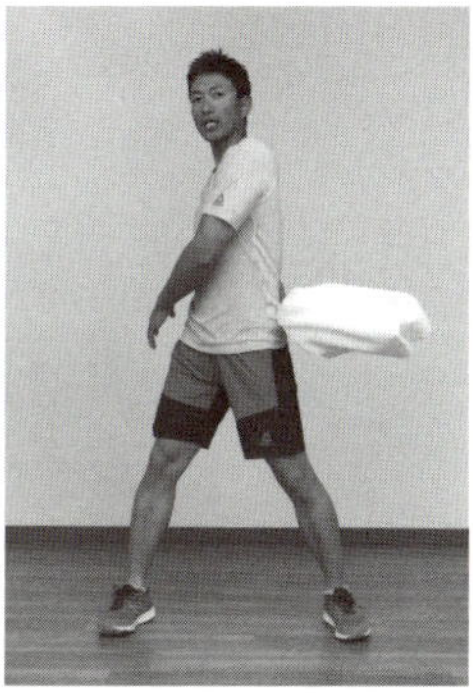

タオルが体に巻き付くように、しっかりとねじりましょう。

3

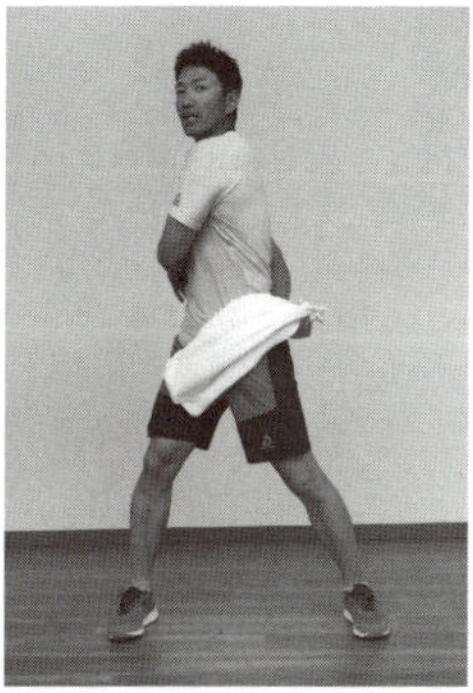

息を吐きながら体をねじるようにするとよいでしょう。

4

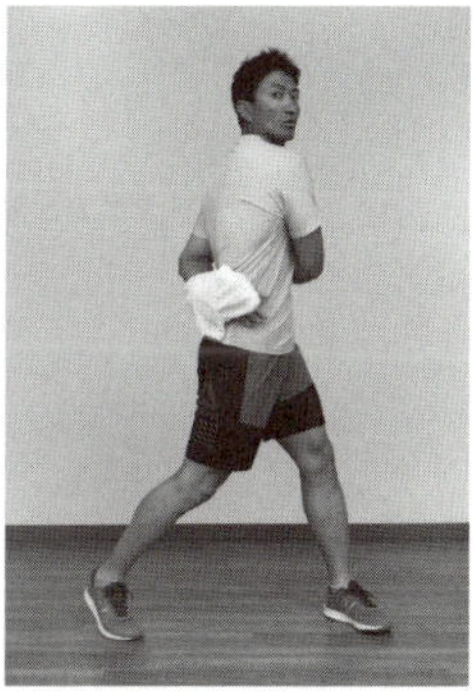

ピタッと巻き付くように、大きくねじります。

10回くらいやったら、タオルを反対の手にもち替えます。

旋回

**タオルを両手でもち、大きく体を回します。
タオルをもつことで、腰がより大きく回り、体が伸びます。**

1

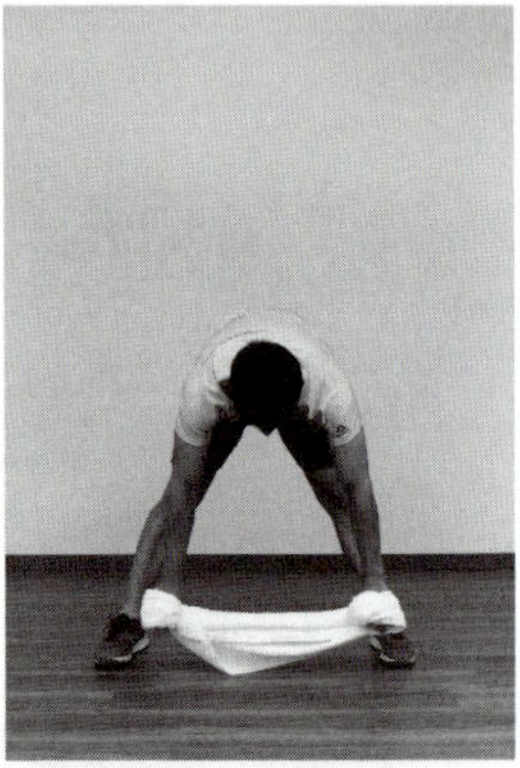

タオルをもつ手ができるだけ遠くを通るように、大きく旋回します。

2

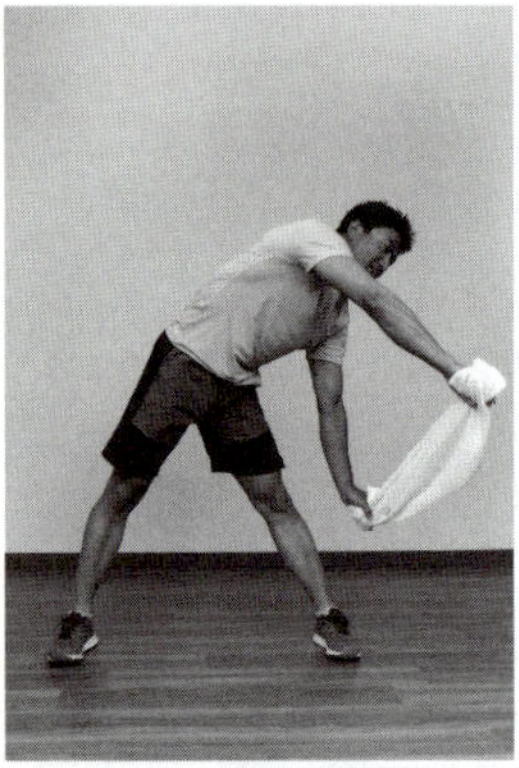

背中を反らせながら回ります。

3

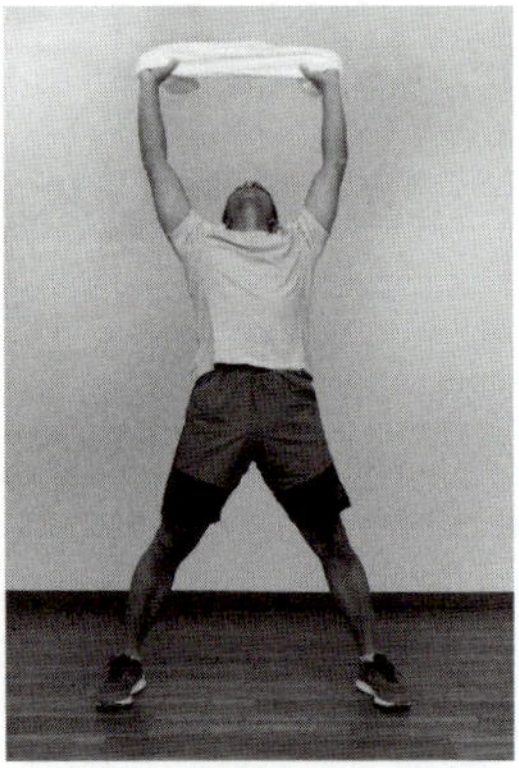

息は止めず、自然な呼吸で。

4

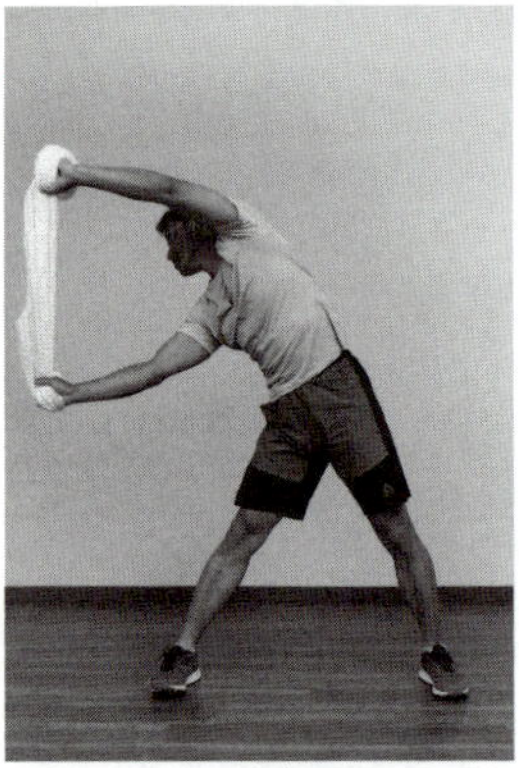

下方にも大きく回ります。

反対方向にも回ります。これをくり返しましょう。

上体折り伸ばし

タオルを棒のようにもち、股の下に振り下ろし、頭の後ろまで振り上げます。
できるだけリズミカルに行います。
タオルが振り子の重りの役目を果たしてくれます。

1、2

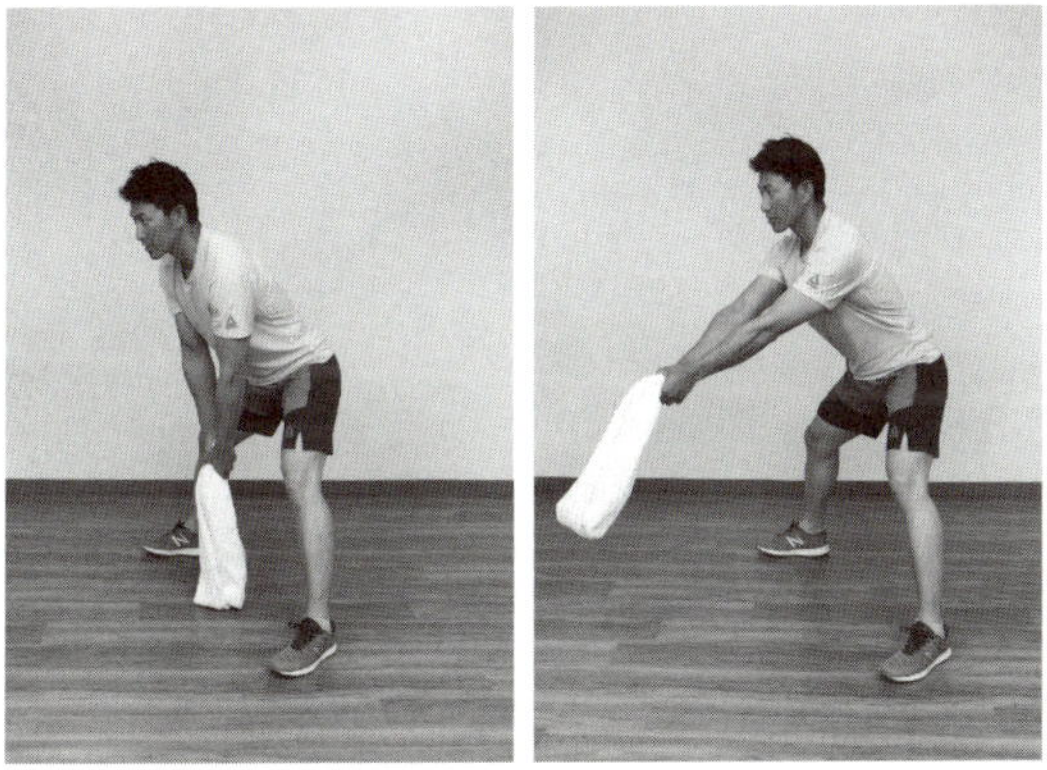

足を広げて立ち、タオルを股の下（後方）に。

3

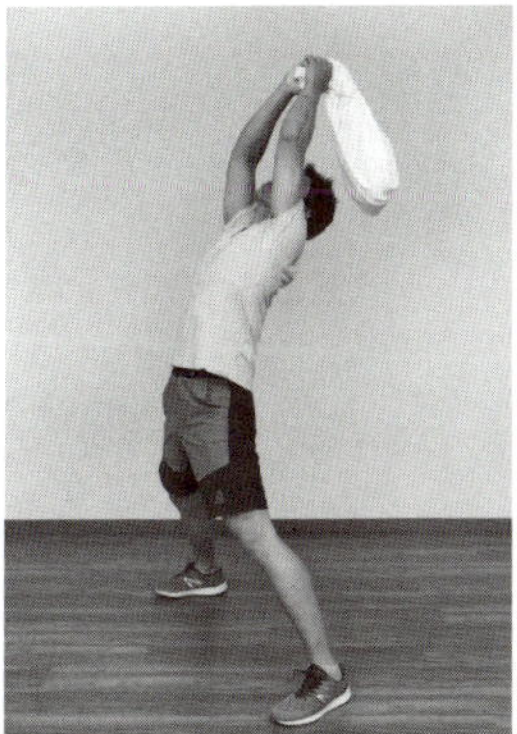

勢いよく状態を起こします。

4

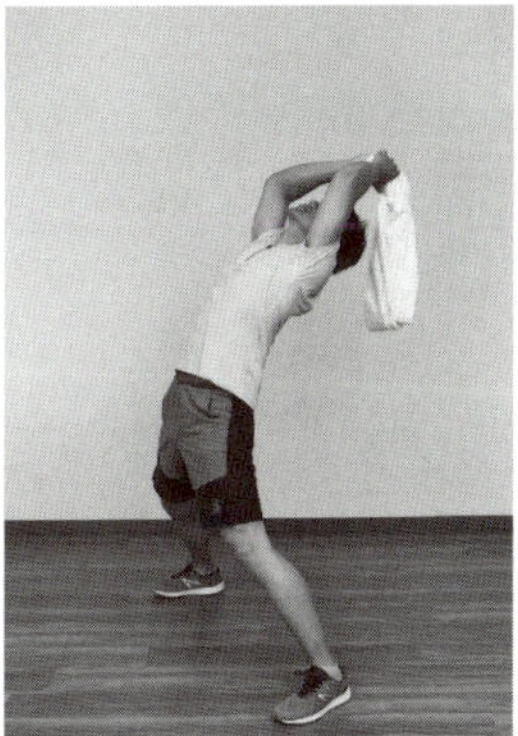

さらに後ろに倒しましょう。

これをくり返します。リズムよく行いましょう。

片足バランス（前方）

足を踏み出して物を拾う、というような動作が、加齢とともにできなくなります。高齢になるほど、一歩を踏み出すのが億劫になるのです。自分の手が届く範囲で動こうとするからですが、これが筋肉や関節をさらに老化させるのです。

1

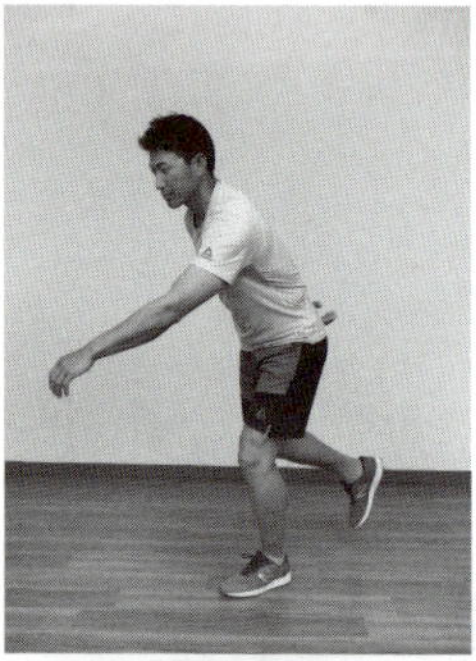

片足で立ちます。

2

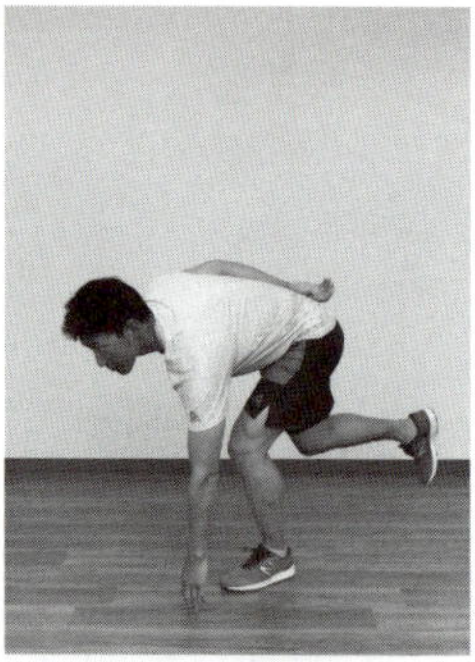

片手を前方の地面に付きます。

5回くらいやったら、反対の足と手で行います。

片足バランス（側方）

1

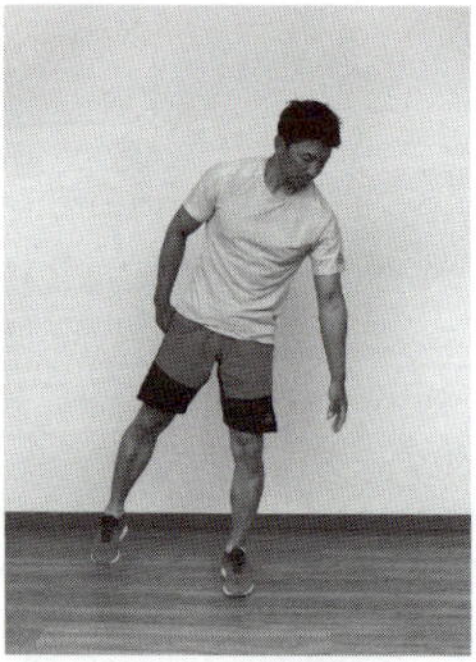

片足で立ちます。

2

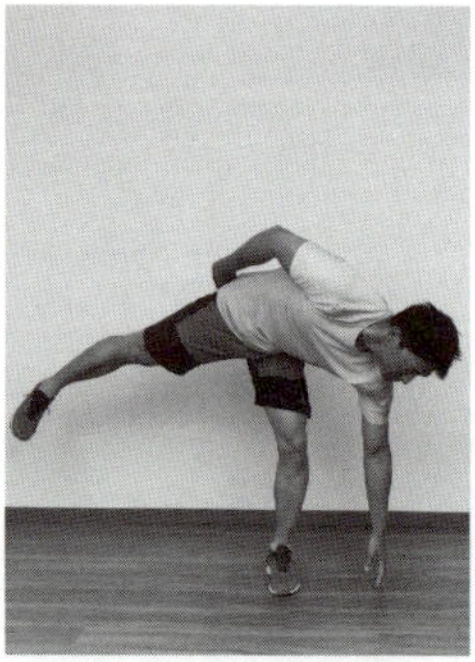

片手を側方（横）の地面に付きます。

5回くらいやったら、反対の足と手で行います。

7章 体と栄養素の知っておくべき話

知ってて知らない
自分の体

エネルギーの収支を意識する

摂取カロリー ＞ 消費カロリー

当たり前のことですが、「食べる量」より「使う量」が少なければ、「余り」が出ます。一部は排出され、一部は体内に蓄積されます。いわゆる「体脂肪」がそれ。「最近、太っちゃって」というのは、「摂取カロリーが消費カロリーを上回っている」ということなのです。

みなさんのお小遣いとまったく同じです。お金を使わなければ、貯金できます。それはうれしいけど、体内に貯めた脂肪は、うれしくありませんね。

では、不足したら、どうなるでしょう？

貯金がある場合はそれを切り崩し、ない場合は借金生活が始まります。

体もこれと同じです。貯蓄した脂肪や筋肉をエネルギーに換えて活動します。

余分な脂肪はよいのですが、必要な筋肉まで切り崩されてしまうのは、大きな問題です。筋力が衰えるだけでなく、活力まで低下してしまうからです。

子どもやスポーツ選手の食事は重要

食事は、体をつくる材料であり、体を動かすエネルギーでもあります。

たとえば、体の大きな人や、体をよく動かす人は、より多くの材料と、より多くのエネルギーが必要になります。

また、これから体を大きくしたい人も、より多くの食事が必要です。

力士が食事量を増やして体を大きくしていくことは、よく知られた話です。聞いた話では、1日に1万kcalくらいを摂取しているのだとか（人にもよりますが）。

一般の人でも、**成長期の子どもたちは、より多くの栄養素が必要**です。

骨だけでなく、筋肉も皮膚も血管も、すべての部位が大きくなっていくからです。

また、この時期は、体を動かすだけでなく、脳の働きも高まります。このため、より多くのエネルギーを消費します。運動系の部活動などをする子は、さらにです。

つまり、摂取量を多くしないと、食べた分は日々の活動で消費されてしまい、あるいは不足して、成長に回す分の栄養がなくなってしまうというわけです。

じっとしていても体はエネルギーを使う◉基礎代謝

「基礎代謝」という言葉を聞いたことがあるでしょう。

中年期の方は、よくこんな話をしています。

「食事の量は前と変わらないのに、体重が増えて、しかも落ちなくなった」

それは間違いなく、基礎代謝量が落ちたからです。

基礎代謝とは、生きている人間が消費する最小限のエネルギーのことです。

「最小限」とは、体を横たえ、動かない状態。このように、じーっと横になっていても、心臓は動き、血液は巡り、脳は働いています。また、体温調節が行われたり、細胞が入れ替わったりしています。

つまり、体を動かさなくても、私たちの体では、盛んに活動が行われており、エネルギーが使われているのです。

このときに使われるエネルギーの量を**「基礎代謝量」**と言います。

体は3つの消費をしている

「基礎代謝」のほかにも、体はエネルギーを消費しています。大きく分けると、次の3つです。

①基礎代謝（60％）
②活動時代謝（30％）
③食事誘発性熱生産（10％）
※カッコ内の数字は、1日の総消費量を100とした場合の内訳（目安）です。

②の**「活動時代謝」**とは、体を動かしたときに消費するエネルギーのことです。仕事や家事、運動など、あらゆる活動に使われるエネルギーです。

もちろん、個人差はあるので、この割合は、あくまでも一般的な目安。運動量の多いアスリートや重労働に従事する人は、この割合が高くなります。

③の**「食事誘発性熱生産」**とは、食事をしたときに使うエネルギーです。
自分ではエネルギーを消費していることは意識していませんが、胃や腸では食物を消化し、その栄養を吸収しています。

食事をしたときに体が温かくなりますね。これは胃腸やその他の臓器が働き、それによって熱が生産されるからです。

ちょっと専門的な話ですが、消化・吸収する際のエネルギー消費量は、栄養素によっても違うと言われます。

もっとも多くエネルギーを使うのは、たんぱく質の30％。糖質は6％、脂質は4％と言われています。

ただし、これは食物を食べた場合の話。つまり、たんぱく質の30％というのは肉や魚などを食べたときで、**プロテイン製品は「省エネ」で消化・吸収ができます。**

「それならば、プロテインさえ飲んでいれば、省エネでたんぱく質が摂取でき、それが筋肉になるのでよい」と考えるのは早計です。

なぜなら、**いくらたんぱく質をとっても、運動しなければ、筋肉にはならない**からです。人体は臓器も含め、動かすことによって正常な状態を維持できるのです。

あなたに必要なエネルギー量は？

1日に必要とするエネルギー量には、個人差があります。
ただし一定の基準となる数値はあります。「日本人の食事摂取基準」がそれです。
これは厚生労働省が5年ごとに発表するもので、その目的は「摂取不足の回避」。
つまり「栄養不足にならないためには、これだけ必要ですよ」という基準量です。
ちょっと細かい話になりますが、その数値には、いくつかのハードルがあります。
①半数の人が満たしている量：推定平均必要量
②ほとんどの人が充足している量：推奨量
③右の①②は設定できないが一定の栄養状態は維持できる量：目安量
このほかにも、次の基準量が設けられています。
・それ以上摂取すると健康障害が心配な量：耐容上限量
・生活習慣病の予防を目的にした量：目標量
最新の2015年のデータから「1日に必要なエネルギー量」を見てみましょう。

推定エネルギー必要量(kcal／日)

性別	男性			女性		
身体活動レベル	低い	ふつう	高い	低い	ふつう	高い
0～5(月)	—	550	—	—	500	—
6～8(月)	—	650	—	—	600	—
9～11(月)	—	700	—	—	650	—
1～2(歳)	—	950	—	—	900	—
3～5(歳)	—	1,300	—	—	1,250	—
6～7(歳)	1,350	1,550	1,750	1,250	1,450	1,650
8～9(歳)	1,600	1,850	2,100	1,500	1,700	1,900
10～11(歳)	1,950	2,250	2,500	1,850	2,100	2,350
12～14(歳)	2,300	2,600	2,900	2,150	2,400	2,700
15～17(歳)	2,500	2,850	3,150	2,050	2,300	2,550
18～29(歳)	2,300	2,650	3,050	1,650	1,950	2,200
30～49(歳)	2,300	2,650	3,050	1,750	2,000	2,300
50～69(歳)	2,100	2,450	2,800	1,650	1,900	2,200
70以上(歳)[1]	1,850	2,200	2,500	1,500	1,750	2,000
妊婦(付加量)[2]						
初期				+50	+50	+50
中期				+250	+250	+250
後期				+450	+450	+450
授乳婦(付加量)				+350	+350	+350

1 主として70～75歳ならびに自由な生活を営んでいる対象者に基づく報告から算定した。
2 妊婦個々の体格や妊娠中の体重増加量、胎児の発育状況の評価を行うことが必要である。
注1：活用に当たっては、食事摂取状況のアセスメント、体重及びBMIの把握を行い、エネルギーの過不足は、体重の変化またはBMIを用いて評価すること。
注2：身体活動レベルが「低い」場合、少ないエネルギー消費量に見合った少ないエネルギー摂取量を維持することになるため、健康の保持・増進の観点からは、身体活動量を増加させる必要があること。

(厚生労働省「日本人の食事摂取基準」(2015年)を基に作成)

必要なエネルギーや栄養素の量は個人で違う

前ページで示したエネルギー必要量は、あくまでも「推定」です。日本人の平均的な数値から割り出したものであり、あなた個人のものではないことを知っておいてもらいたいと思います。

とはいえ、まったくの基準がなく、「好き勝手にどうぞ」と言われても困ってしまうと思うので、こうした平均値を知っておくことはよいでしょう。

島国の日本では、古くからの習慣として、異端を嫌います。このため、平均の範囲内にいることに安心し、そこから外れることを恐れます。

こうした気質が「右にならえ」的な行動を生み、「○○がよい」と、テレビや雑誌で紹介されようものなら、すぐに飛びつく傾向があります。

僕が昨今の「プロテインブーム」に危惧を感じているのはこのためです。

必要なエネルギーや栄養素の量も同様です。まずは、自分の現状を知ること。そのうえで不足があれば、それを補い、正すことが大切なのです。

PFCバランスを考える

たんぱく質、脂質、糖質は「三大栄養素」と呼ばれ、私たちが生きていく上で、欠かせないものと言われています。

もちろん、三大栄養素以外にも、ビタミンやミネラル、食物繊維など、健康な体を維持するうえで欠かせないものは多数ありますが、ここでは話を簡単にするために、三大栄養素に絞ってみたいと思います。

何が、どれだけ必要か？ **何を、どんな割合で食べればいいのか？**

前述した「日本人の食品摂取基準」では、以下のように設定されています。

- **たんぱく質　13〜20％**
- **脂質　20〜25％**
- **炭水化物　50〜65％**

この割合は、「たんぱく質」（Protein）のP、「脂質」（Fat）のF、「炭水化物」（Carbohydrate）のCをとって「PFCバランス」と呼ばれます。

あなたのいまの食事を見直す

みなさんの食生活の「ＰＦＣバランス」はどうでしょう？

こんな質問をされて、パッと答えられる人は少ないでしょう。

なぜなら、食品の中に、栄養素がどれくらい含まれているかを知らないからです。

では、総カロリーは？　これならなんとなくわかるかもしれませんね。

たとえば**「お茶碗１杯の白いご飯」のカロリーやＰＦＣの量をご存じ**でしょうか？

小さめのお茶碗に、軽く１杯、ご飯をよそうと１５０ｇほどの分量になります。

ここからエネルギーとＰＦＣの栄養素を算出すると、次のようになります。

- **エネルギー：２５２kcal**
- **たんぱく質：３・７５（約15kcal）**
- **脂質　：０・４５ｇ（約４kcal）**
- **炭水化物　：55・７ｇ（約２２３kcal）**

昨今は、健康や美容の手法として「糖質制限」が注目されています。

炭水化物とは「糖質＋食物繊維」のことです。でも、食物繊維の量はわずかであり、消化吸収されないものもあるので、炭水化物はそのまま糖質として扱われることが多いようです。

この流れから、炭水化物を多く含む、ご飯やパンを敬遠する人も増えているようですが、この中にもたんぱく質が含まれていることは知っておくべきでしょう。

ちなみに、**食パン1枚**（6枚切り）の中には、**たんぱく質が5・6g**含まれています。**うどん**（生／100g）には6・1gです。**中華めん**（生／100g）には8・6g、**そば**（生／100g）には9・8g、**スパゲッティ**（乾／100g）には13・0gのたんぱく質が含まれています（女子栄養大「食品成分表」より）。


僕がここで言いたいのは「イメージにだまされてはいけない」ということ。

そして「自分が何を食べているか、知っておいたほうがよい」ということです。

当たり前ですが、**体は食べたものでできています。**ですから、どんな栄養素や成分を摂取しているかは、把握しておいて損はないと思うのです。

アプリなどを利用して栄養を把握するのも手

昨今では、スマホのアプリなどで、カロリー計算をしてくれるものがありますね。中には、写真を撮ると、栄養素やエネルギー量を分析してくれるものもあります。健康をトータルで考えて、「PFC」だけでなく、塩分、食物繊維も含めて、トータルなバランスを管理してくれるアプリもあります。じつに便利な世の中になったと感心しますが、**文明の利器は上手に利用したほうがよい**のではないでしょうか。

ただし、こうしたアプリは「平均的な数値」をもとにつくられていることは、知っておくべきです。個人個人では、体の状態も生活スタイルも違う、ということを前提にしてほしいと思います。マジメでストイックな方は、こうした健康を管理するアプリやマニュアル、ハウツー本などにしばられ、それを絶対視しがちです。

食は体をつくる元、ではありますが、生活の楽しみでもあります。

味わったり、会話を楽しんだり、ときに羽目を外したりする中で、そこそこのバランスがとれるよう心がけることが大切、と僕は考えています。

食事の栄養価

食品名		量	たんぱく質(g)	脂質(g)	炭水化物(g)	エネルギー(kcal)
鶏むね(若鶏)	皮付・生	100g	19.5	11.6	0	191
	皮無・生		22.3	1.5	0	108
鶏もも(若鶏)	皮付・生	100g	16.2	14	0	200
	皮無・生		18.8	3.9	0	116
鶏ささみ(若鶏)	生	100g	23	0.8	0	105
	ゆで		27.3	1	0	125
豚ロース	脂身付・生	100g	19.3	19.2	0.2	263
	脂身付・焼		26.7	22.7	0.3	328
豚バラ	脂身付・生	100g	14.2	34.6	0.1	386
豚もも	脂身付・生	100g	20.5	10.2	0.2	183
豚ヒレ	赤身・生	100g	22.8	1.9	0.2	115
豚ひき肉	生	100g	18.6	15.1	0	221
豚レバー	生	100g	20.4	3.4	2.5	128
牛肩ロース	脂身付・生	100g	17.9	17.4	0.1	240
牛リブロース	脂身付・生	100g	18.5	19.5	0.3	263
牛サーロイン	脂身付・生	100g	17.4	23.7	0.4	298
牛バラ	脂身付・生	100g	14.4	32.9	0.2	371
牛もも	脂身付・生	100g	21.2	9.6	0.5	182
牛ヒレ	赤身・生	100g	20.5	4.8	0.3	133
牛ひき肉	生	100g	19	15.1	0.5	224
牛舌	生	100g	15.2	21.7	0.1	269
牛レバー	生	100g	19.6	3.7	3.7	132
卵	生(1個)	50g	6.2	5.2	0.2	76
玉子焼き	厚焼き	100g	10.8	9.1	6.4	151
牛乳	普通(1杯)	200g	6.6	7.6	9.6	134
ヨーグルト	全脂無糖	100g	3.6	3	4.9	62
プロセスチーズ	1枚	20g	4.5	5.2	0.3	68
豆腐	木綿(1/2丁)	150g	9.9	6.3	2.4	108
	絹(1/2丁)		7.4	4.5	3	84
納豆	1パック	50g	8.3	5	5.6	100
アジの開き	やや大・生	50g可食部	12.3	6.2	0.1	110
鮭の切り身	厚め・生	100g可食部	19.6	12.8	0.3	204
鯖一切れ	大きめ・生	100g可食部	20.7	12.1	0.3	202
きはだまぐろ	10切れ・刺身	100g	24.3	0.4	—	106
精白米	茶碗1杯	200g	5	0.6	74.2	336
玄米	茶碗1杯	200g	5.6	2	71.2	330
うどん	生(やや少)	100g	6.1	0.6	56.8	270
そば	乾	100g	14	2.3	66.7	344
中華麺	生(やや少)	100g	8.6	1.2	55.7	281
パスタ	乾	100g	13	2.2	72.2	378
食パン	6枚切(2枚)	120g	11.2	5.3	56	317

(女子栄養大学出版部「実用ハンディ版・食品成分表」を基に作成)

三大栄養素の摂取基準

厚生労働省が出している**「日本人の食事摂取基準」**には、三大栄養素である「たんぱく質」「脂質」「糖質」を、どれくらいの割合でとればいいか、という一応の基準が設けられています。

次ページに「たんぱく質」「脂質」「炭水化物」の摂取基準を、「日本人の食事摂取基準（2015年版）」より引用・紹介させていただきます。

この厚生労働省の「基準」でわかりにくいのは、「たんぱく質の量」は「○g」と、具体的な分量が示してあるのに対し、脂質や炭水化物については、目標量（「総エネルギー量に対する割合」）だけが示されていること。

つまり「何カロリーくらいとればいいか」の見当はついても、どれくらいの分量を食べればいいかはわからないのです。

そこで、厚生労働省が示した「割合」から計算した大まかな「概算エネルギー量」や「概算分量」も一覧表の中に付け加えさせていただきましたことを、お断りしておきます。

たんぱく質の食事摂取基準(1日)

性別	男性				女性			
年齢等	推定平均必要量(g)	推奨量(g)	目安量(g)	目標量[1](中央値[2])(%エネルギー)	推定平均必要量(g)	推奨量(g)	目安量(g)	目標量[1](中央値[2])(%エネルギー)
0～5(月)*	—	—	10	—	—	—	10	—
6～8(月)*	—	—	15	—	—	—	15	—
9～11(月)*	—	—	25	—	—	—	25	—
1～2(歳)	15	20	—	13～20(16.5)	15	20	—	13～20(16.5)
3～5(歳)	20	25	—	13～20(16.5)	20	25	—	13～20(16.5)
6～7(歳)	25	35	—	13～20(16.5)	25	30	—	13～20(16.5)
8～9(歳)	35	40	—	13～20(16.5)	30	40	—	13～20(16.5)
10～11(歳)	40	50	—	13～20(16.5)	40	50	—	13～20(16.5)
12～14(歳)	50	60	—	13～20(16.5)	45	55	—	13～20(16.5)
15～17(歳)	50	65	—	13～20(16.5)	45	55	—	13～20(16.5)
18～29(歳)	50	60	—	13～20(16.5)	40	50	—	13～20(16.5)
30～49(歳)	50	60	—	13～20(16.5)	40	50	—	13～20(16.5)
50～69(歳)	50	60	—	13～20(16.5)	40	50	—	13～20(16.5)
70以上(歳)	50	60	—	13～20(16.5)	40	50	—	13～20(16.5)
妊婦(付加量) 初期 中期 後期					+0 +5 +20	+0 +10 +25	—	—
授乳婦(付加量)					+15	+20	—	—

＊乳児の目安量は、母乳栄養児の値である。
1 範囲については、おおむねの値を示したものである。
2 中央値は、範囲の中央値を示したものであり、最も望ましい値を示すものではない。

(厚生労働省「日本人の食事摂取基準」(2015年)を基に作成)

脂質の食事摂取基準（1日）

目標量：総エネルギーに占める脂質の割合（脂肪エネルギー比率）

性別	男性				女性			
年齢等	目安量	目標量[1]（中央値[2]）（%エネルギー）	脂質の概算エネルギー量（kcal）	脂質の概算分量（g）	目安量	目標量[1]（中央値[2]）（%エネルギー）	脂質の概算エネルギー量（kcal）	脂質の概算分量（g）
0～5（月）	50	—	—	—	50	—	—	—
6～11（月）	40	—	—	—	40	—	—	—
1～2（歳）	—	20～30（25）	238	26	—	20～30（25）	225	25
3～5（歳）	—	20～30（25）	325	36	—	20～30（25）	313	35
6～7（歳）	—	20～30（25）	388	43	—	20～30（25）	363	40
8～9（歳）	—	20～30（25）	463	51	—	20～30（25）	425	47
10～11（歳）	—	20～30（25）	563	63	—	20～30（25）	525	58
12～14（歳）	—	20～30（25）	650	72	—	20～30（25）	600	67
15～17（歳）	—	20～30（25）	713	79	—	20～30（25）	575	64
18～29（歳）	—	20～30（25）	663	74	—	20～30（25）	488	54
30～49（歳）	—	20～30（25）	663	74	—	20～30（25）	500	56
50～69（歳）	—	20～30（25）	613	68	—	20～30（25）	475	53
70以上（歳）	—	20～30（25）	550	61	—	20～30（25）	438	49
妊婦					—	—	—	—
授乳婦					—	—	—	—

1 範囲については、おおむねの値を示したものである。

2 中央値は、範囲の中央値を示したものであり、最も望ましい値を示すものではない。

※「脂質の概算エネルギー量」と「脂質の概算分量」は、編集部の計算によります。エネルギー量は、「推定エネルギー必要量」の身体活動レベル「ふつう」の数値に、目標量の中央値を掛け合わせたもの。分量は、そのエネルギー量から算出したものです。

（厚生労働省「日本人の食事摂取基準」（2015年）を基に作成）

炭水化物の食事摂取基準（1日）

性別	男性			女性		
年齢等	目標量[1,2]（中央値[3]）（%エネルギー）	炭水化物の概算エネルギー量（kcal）	炭水化物の概算分量（g）	目標量[1,2]（中央値[3]）（%エネルギー）	炭水化物の概算エネルギー量（kcal）	炭水化物の概算分量（g）
0～5（月）	—	—	—	—	—	—
6～11（月）	—	—	—	—	—	—
1～2（歳）	50～65（57.5）	546	137	50～65（57.5）	518	130
3～5（歳）	50～65（57.5）	748	187	50～65（57.5）	719	180
6～7（歳）	50～65（57.5）	891	223	50～65（57.5）	834	209
8～9（歳）	50～65（57.5）	1,064	266	50～65（57.5）	978	245
10～11（歳）	50～65（57.5）	1,294	324	50～65（57.5）	1,208	302
12～14（歳）	50～65（57.5）	1,495	374	50～65（57.5）	1,380	345
15～17（歳）	50～65（57.5）	1,639	410	50～65（57.5）	1,323	331
18～29（歳）	50～65（57.5）	1,524	381	50～65（57.5）	1,121	280
30～49（歳）	50～65（57.5）	1,524	381	50～65（57.5）	1,150	288
50～69（歳）	50～65（57.5）	1,409	352	50～65（57.5）	1,093	273
70以上（歳）	50～65（57.5）	1,265	316	50～65（57.5）	1,006	252
妊婦				—	—	—
授乳婦				—	—	—

1 範囲については、おおむねの値を示したものである。
2 アルコールを含む。ただし、アルコールの摂取を勧めるものではない。
3 中央値は、範囲の中央値を示したものであり、最も望ましい値を示すものではない。
※「炭水化物の概算エネルギー量」と「炭水化物の概算分量」は、編集部の計算によります。エネルギー量は、「推定エネルギー必要量」の身体活動レベル「ふつう」の数値に、目標量の中央値を掛け合わせたもの。分量は、そのエネルギー量から算出したものです。

（厚生労働省「日本人の食事摂取基準」（2015年）を基に作成）

カロリーについての知っておきたい話

ここまでのページで「1日に必要な総エネルギー量」や「脂質や糖質の摂取エネルギー量」について、具体的に「〇キロカロリー（kcal）」という数字を紹介しました。

カロリーはエネルギーを表す単位ですが、それはどのようなものかご存じですか？

1カロリーとは、1グラムの水を1℃上昇させる熱量のこと。

1キロカロリー（kcal）は、1000グラムの水を1℃上昇させる熱量。

理科で習った記憶のある人もいるでしょう。

「でも、それがなぜ、食物や体内で消費されるエネルギー量に換算されるの？」

という説明は、本書ではややこしいので、省くことにします。

でも、次のような数字は、覚えておいてよいかもしれません。

- **たんぱく質　1g＝4kcal**
- **脂質　1g＝9kcal**
- **炭水化物　1g＝4kcal**

1kg体重を落とすには？

前項の数字を覚えておけば、エネルギー量から分量を計算することができます。また、分量からエネルギー量を計算することもできるので、とても便利です。

では、体内の脂肪1kgを燃焼させるには、この数字は使えるのでしょうか？脂質のエネルギー量は1g＝9kcalでしたね。1kgだとこうなります。

「1000g×9kcal＝9000kcal」

そうか！　体重を1kg落とすには、9000kcal分の運動をすればよいのか？と考えるのは、不正解です。

体の脂肪には、水分やほかの物質も含まれているため、8割くらいのエネルギー量でよいと考えられているからです。つまり、

「1000g×9kcal×80%＝7200kcal」

というのが正解。

簡単に言えば、「1日何も食べず、7200㎉を消費すれば1kg減る」ということです（あくまでも計算上の話です）。

「それはムリ。もう少しゆったりしたペースで」というのであれば、こう考えます。

1か月かけて7200㎉を消費すればいい、と。それを計算すると、

「7200㎉÷30＝240㎉」で、1日当たり240㎉となります。

つまり、毎日の消費カロリーを、いまより240㎉増やすということです。

あるいは、毎日の摂取カロリーを、いまより240㎉減らすということです。

これならできそうな気はしますね。

ちなみに、240㎉相当の活動なら、30分ほどのジョギングや水泳が想定できます。

また、240㎉相当の食品といえば、シュークリーム、どら焼き、アイスクリームなどが該当します。

ただし、食品のカロリーはメーカーや商品によってバラつきがありますし、消費エネルギーも、本人の体重や強度によって異なるため、一概には言えないことをお断りしておきます。

体をつくるには3つの要素が必要

体は食べたものでできていますが、栄養だけでつくられるものではありません。

「栄養＋運動＋休養」この3つが揃って、はじめて体はつくられるのです。

これは老若男女に共通することですし、アスリートも同じです。

筋肉をつけたい、運動パフォーマンスを高めたいという学生なら、なおさらです。

「寝る子は育つ」と言いますが、これは単なる迷信ではなく理にかなったこと。体の組織は、就寝中に補修や再生が活発に行われるのです。

それには成長ホルモンの存在が欠かせません。筋肉や臓器、血管、皮膚、毛髪、骨など、すべての組織の成長と修復などに関わっているホルモンです。

この成長ホルモンは、夜10時頃から深夜2時くらいまでの間に分泌されやすいと言われています。

体をつくる3つの柱

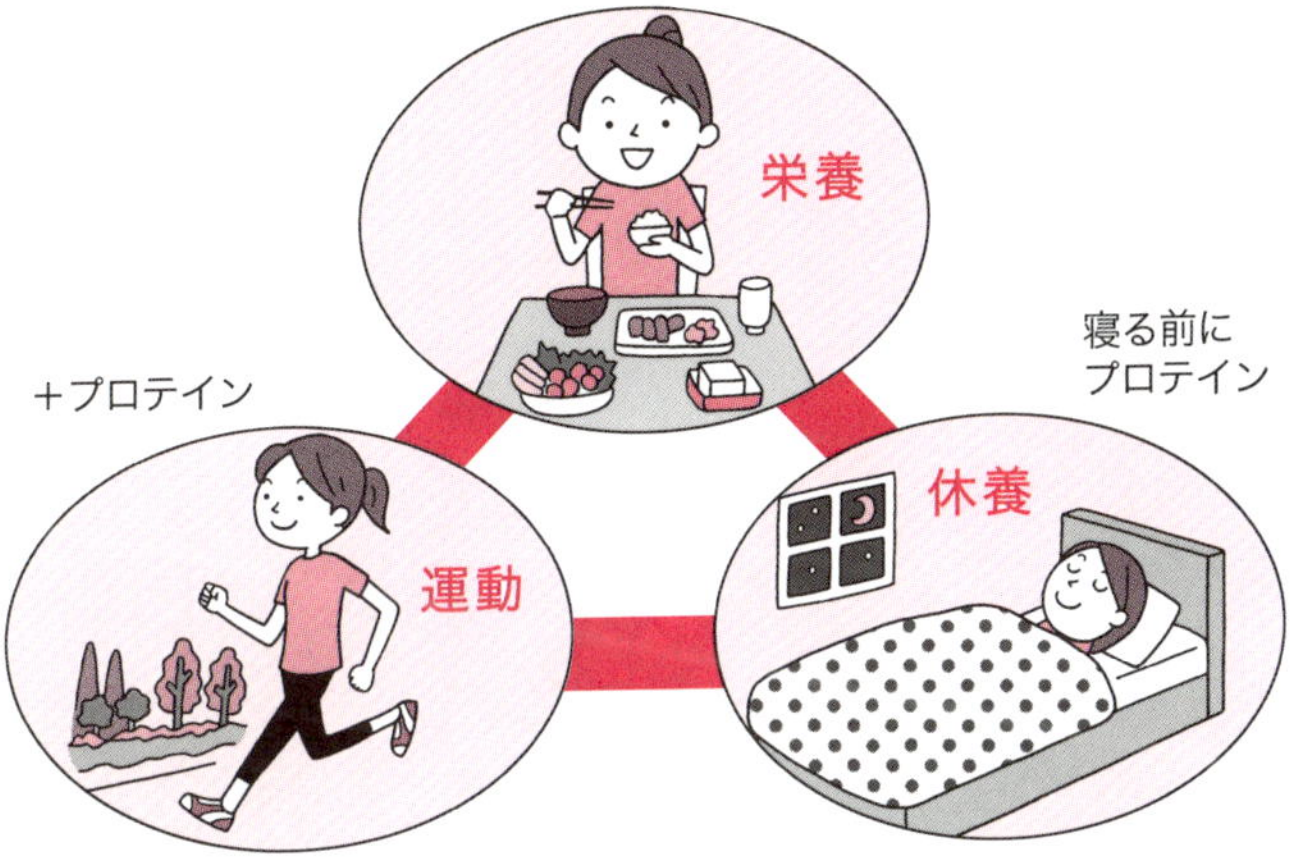

また、成長ホルモンだけでなく、あらゆる細胞の補修や再生は、活動が止まった就寝中のほうが活発になります。

プロテインパウダーを就寝する2時間くらい前に飲むことをオススメするのも、このためです。

人間の筋肉は、重なり合った超極細の繊維が伸縮して動いています。

たとえば、腕の曲げ伸ばしも、筋肉の収縮によって起こる動きです。スポーツやトレーニングは、これがさらに強く、速く、複雑に、くり返し行われるものです。

その過程では、筋肉に強い負荷がかかり、繊維の一本一本が疲労したり、傷ついたり、切れたりします。

すると、体内では、それを補修したり、再生したりします。

その結果、元の筋肉よりも太く、強い筋肉ができるというわけです。

この修復と再生をする「超回復期」には、細胞をつくる材料、つまり、たんぱく質が多量に必要になります。

アスリートや部活に励む学生にとって、プロテインパウダーが強い味方となってくれるのは、こうした理由によるのです。

8章 プロテインと僕の話

プロテインの
新たな可能性

鍛えた先に何があるのか？

この章では、少し僕とプロテインの話をしてみたいと思います。

もちろん、読み飛ばしていただいてもけっこうですが、読んでいただければ、プロテインへの理解が増し、より親しみをもっていただけると思います。

2011年3月11日に何が起きたかを覚えていますか？

東日本大震災。この日を境に、日本が変わったように僕は感じています。

人生が大きく変わった人も多いでしょう。

じつは、僕もそのひとりです。

それ以前、僕は東京で「パーソナルトレーナー」という仕事をしていました。

個人のお客さまを相手に、体づくりのプログラムをつくり、指導をする仕事です。

お客さまには経営者やエグゼクティブも多く、ビジネスは好調でした。

執筆した本は幸運にも13万部を超えるベストセラーになるなど、その世界では、「ちょっとした成功者」という感じでした。

でも、そんな恵まれた環境の中で、僕は焦りにも似た気持ちを抱いていたのです。

「このままトレーナーをつづけていても、同じことのくり返し。もっと視野を広げ、可能性を追求したい」

体づくりやトレーニングの真の目的が見えなくなってきていました。20代で起業し、仕事も順調。心も体も、そして経済的にも満たされ、自分の中にあったハングリーさが失われていたのかもしれません。

そんなときに東日本大震災が起こったのです。

ニュースでは、信じられない映像がくり返し流されました。

人間も文明も、暴れる自然の前ではあっけないほど無力であることを知りました。

「いまの生活に安住してよいのか?」

その1週間後、僕は思いきって、東京の仕事と生活を捨てることにしました。

そして、津波に飲みこまれた町、宮城県の雄勝に移り住んだのです。

死と隣り合わせの世界へ

そこには想像を絶する光景が広がっていました。
町は壊滅状態で、泥だらけの世界です。
でも、人々は大切な人や住む家を失いながらも、懸命に生きていました。
「いま、自分に何ができるのだろう？」
ボランティアとして、僕にできることは片っ端からやりました。
誰よりも迅速に、そして誰よりも多く、誰よりも率先して動くこと。
大きなことはできないけど、自分ができる範囲で力いっぱいやるだけ。
そして、僕はこの町への移住を決め、漁業の町で、漁師になる道を選びました。
もちろん、生半可な気持ちでやれるものではありません。
大自然の前では人間の力が無に等しいことも、海は否応なく突きつけてきます。
いくら肉体を鍛えても、船の下には、死の世界が待っているのです。
圧倒的に強大な自然は、僕に「鍛えることの意味」を問うているようでした。

見えてきた鍛えることの意味

漁師は海の上では孤独です。頼れるのは自分の力と技術だけ。

気を抜けば、死に飲み込まれます。

また、雄勝の町でも僕は孤独でした。

町の人は家を失い、大切な人を亡くしながらも、懸命に生きていました。

僕はそのつらさや大変さに寄り添いながらも、被災者の本当の苦しみはわかりません。自分の無力さを思い知らされます。

仕事が終わると被災者たちは隣町の仮設住宅に戻りますが、被災者ではない僕は仮設住宅に入る権利はありませんので、津波に流された元住宅地の廃墟にテントを張り、たったひとり、夜を過ごします。

「なんのために鍛えるのか？」

慣れない仕事と環境に、肉体も精神も極限まで追い込まれていました。

雄勝の人々は「町が壊滅した」という現実の前でも温かく、明るく、前を向いて生きています。

僕は人間の尊厳を知りました。そして強さと優しさを教えられました。

そんな中で「鍛錬の意味」がおぼろげながら見えてきたのです。

自分の体を鍛えるだけなら自己満足

雄勝の生活は僕にとって、間違いなく、厳しい鍛錬そのものでした。

でも、それは明らかに、これまでのトレーニングとは異質のものでした。

僕自身のものではないのです。


鍛錬は自分のためではなく、人のためにある――。

それが「なんのために鍛えるのか」という問いへの答えでした。

いくら自分の力を高めても、それが自分だけのためなら、自己満足にすぎない。

しかし、鍛えた力を他者のために使うのであれば、それは生きた力になる。

他者とは、家族でも、仲間でも、見ず知らずの人でもいい。それが誰かの力になるのであれば、鍛錬の力は無限に広がっていくのではないか——。

ちょっと長く話し過ぎました。雄勝での鍛錬の話は、これくらいにしておきます。興味のある方は『鍛錬の流儀』（柏書房）という本をお読みいただけたら幸いです。

漁師の現場で流通の実態を知った

漁師になって、それまで知らなかった世界が開けました。

そのひとつは、流通の現場を当事者として間近に見られたことです。

たとえば、雄勝の海で獲れた魚が↓どのように加工され↓どんな商品になり↓どう物流され↓値段をつけられて市場に並ぶのか。その一連のしくみがわかりました。

極端な話、現地で1枚100円のホタテが東京では1000円で売られています。東京にいた当時は、それを当然のように受け止め、買っていました。

でも、流通の現場にいて、そのカラクリがわかったのです。

商品は、さまざまな加工が施され、中間業者が入り、値段が加算されていきます。

原材料は明示されていても、消費者には、加工の詳細はわかりません。

「これがいい」「これはすごい」と作り手や売り手が言えば、「ああそうか」と買ってしまう。知らなければ、言われたことを信じるしかないからです。

消費者に知識がなければ、売り手の思うままになってしまいかねないのです。

僕がプロテインの世界に入った理由

話は震災直後にさかのぼります。多くの人は避難所での生活を強いられました。

食事は、トラックで運ばれてくる配給品。

朝はパン、昼もパン、夜はおにぎり。炭水化物のオンパレードです。

新聞などでも「栄養状態が心配」と書かれましたが、仕方がありません。ガスも電気も水道も通じず、トラックで遠方から運ばれてくるわけですから保存性の高いものでなければなりません。

でも、そのうちに、人々の体に変調が見られ始めました。

とくに子どもと高齢者です。

大きな理由はふたつ。

ひとつは食事、ひとつは体を動かさないことです。

食事は炭水化物が中心で、たんぱく質が不足していることは、明らかでした。

高齢者は、目に見えて元気がなくなり、動かず、寝たきりになる人もいました。

僕は体づくりの専門家として、運動指導を試みました。また、プロテインを知人から調達して配ったりもしましたが、思うようにはいきませんでした。

無知が体を悪くする

トレーニングの専門家である僕にとって、プロテインは身近なものでした。

プロテインは「たんぱく質を粉末にしたもの」ですから、それを水に溶いて飲むのは低脂肪で高栄養な牛乳を飲むようなものです。

栄養学的にみれば、肉や魚、卵、大豆製品を食べるのも、プロテインを飲むのも、「たんぱく質を摂る」という意味では同じことです。

ただし、食事には「味わう」という愉しさがあるので、厳密にはちがいますが。

被災地の高齢者には、プロテインは不評でした。
「これを水に溶いて飲んでみてね」と勧めても、かたくなに拒否します。
「体にとって必要で、元気になるから」と言ってもダメ。
「私は糖尿病だから、そんな薬は飲めない」「怪しいものを勧めるな」と。
「では、お孫さんに飲ませてあげてください」と勧めると、怒る人もいます。
「育ち盛りの子どもに、そんなわけのわからない薬を飲ませるな」と。
プロテインはただの食品なのに「薬」とか「化学物質」と思われているのです。

そして、動けなくなる高齢者が多く見られるようになってきました。
栄養の偏りがあるのと、動かない（動けない）生活がつづくためです。
くり返しになりますが、たんぱく質が不足すれば、筋力は低下します。
筋肉が弱くなれば、動くのがつらくなり、次第に動かなくなります。

そして、動かないと、筋肉は衰えて、ますます動けなくなる。

また、動かなければ、食欲もなくなります。

とくに高齢者は、年齢と共に筋肉の量が落ち、体を維持するためのエネルギー量（基礎代謝）も少なくなっていくため、動かないことで、食欲の出ない人も多くいます。


そして、こんな悪循環も起きるのです。
①食欲がわかない→②食事量が減る→③筋肉と筋力が落ちる→④動きたくなくなる→⑤筋力が衰える→⑥転倒する→⑦長期療養→⑧さらなる筋力低下で動けない。

ふたたびフィットネスの世界に戻る

雄勝の町で漁師になって7年。僕にふたたび転機が訪れました。

「プロテインを製造する会社をやってみないか」と誘いを受けたのです。

僕には、プロテインを高齢者に普及できなかった負い目があります。

また、世間では、プロテインへの関心がこれまでになく高まっていました。

なにより、体づくりは僕の永遠のテーマです。

「鍛錬は自分のためでなく、他者のため」という目的もはっきり見えました。

漁師も板につき、仕事を任せられる後輩も育っていました。

僕は7年ぶりにフィットネス畑に戻ることにしたのです。

トレーナーではありませんが、体づくりを支える点ではプロテインも同種です。

「自分本位ではない利他の鍛錬」を、僕はふたたび世に問おうと思いました。

でも、いざ戻ってみると、その激変ぶりに、大きな不安も抱いたのです。

体のことを知らないトレーナーたち

僕が「パーソナルトレーナー」を始めたのは20年ほど前。当時は、まったく認知されていない職業で、その普及に奔走したものでした。

ところがいまは「炭水化物抜きダイエット」や「脂肪を絞って筋肉ムキムキ」といったボディメイクがブームとなり、脚光を浴びる職業になっていました。

僕は、そのことに違和感をもちました。

パーソナルトレーニングは、お客さまの目的やライフスタイルに合わせた運動指導をするのが仕事ですから、ジムでの筋トレだけでなく、ランニングや水泳の指導もします。医療と提携してケガや病気からの回復サポートもしますし、プロのアスリートへの厳しい指導も行います。

深く幅広い知識と経験、スキルをもつからこそ多岐に渡って指導ができる。それこそが、パーソナルトレーナーの存在価値だったわけです。

ところがいまは、短期間で体を絞らせたり、筋肉をムリやり増量させたりするような、見た目の美しさだけをサポートする仕事になっているように感じたのです。

プロテインを知らないトレーナーたち

フィットネス業界の変容は、僕がプロテインの営業に回って感じたことです。

まず驚いたのが、AED(自動体外式除細動器)を置いていないジムが多いこと。もし、トレーニング中に、クライアントの心臓が止まったらどうするのでしょう?

体づくりを指導する人間としては、それは考えられないことです。

また、プロテインに関する知識が薄い人が多いことにも驚かされました。

「やせますか？」「筋肉がつきますか？」「おいしいですか？」と素人同然の質問。

プロテインは体をつくる栄養素のひとつでしかないのに、あたかも「魔法の粉」であると思っている人もいるのです。

僕は不安になると同時、プロテインの仕事に大きなやりがいと責任を感じました。

「プロテインとは何か」「筋肉とは何か」という基本的なことから教える必要があるわけですから。

今回、この本を書いたのは、こうした危機感もあってのことです。

プロテイン業界に黒船がやってくる

プロテイン市場はいま、世界的に大きく成長しています。

日本でも手軽なプロテイン商品が増えました。売り場面積も拡大しています。

そしていま、海外から、巨大なプロテインメーカーがやってこようとしています。

たとえるなら、江戸時代に黒船が襲来するようなものです。

その前に、僕はプロテインの正しい知識を知っておいてほしいと思ったのです。


僕が製造・販売しているのは「少量生産のオリジナルプロテイン」です。

みなさんが口にしているのは、大きな会社が数トン単位でつくっているものです。

これに対し、僕がやっているのは、フィットネスジムやスポーツクラブに対し、そこに適した**「オリジナルプロテイン」**を調合し、販売するというものです。

洋服にたとえるなら、オーダーメードの服を仕立てられるようなものです。

もちろん、どちらがよくて、どちらが悪いというつもりはありません。

「ソーシャルプロテイン」という考え方

じつは、僕が扱っているプロテインは宮城県にある食品工場で製造しています。

豆腐などをつくる食品工場ですが、プロテインは食品なので、問題はありません。

そして、その食品工場で働いているのは、障がいをもつ方々です。

宮城県の社会福祉法人「登米大地」（はらから福祉会）さんです。
ここで作業を行う利用者（障がい者）さんたちによって、僕の扱うプロテインはつくられているのです。

この社会福祉法人は、障がいをもつ方の「就労移行のための訓練施設」として存在します。行政的な言い回しをすると、彼らはここで仕事をしているのではなく、訓練をしているという位置づけです。
国から研修費用として、幾ばくかの経費が施設に支払われます。そして実際に生産したものの売上から利用者には工賃（給与）が支払われます。しかし、それは本当に微々たる額です。

役所的にはあくまで職業訓練ですが、現実的には働いて、すばらしい商品をつくっています。しかし、世の中には大量生産され、質もよく、金額的にも安定した製品が多く出回っており、やはり社会福祉法人の営業力や企画力では、それらに打ち勝って売り上げをあげることはむずかしい。

彼らが生活していくための費用は、月々数万円の障がい者年金が中心で、働いて得たお金は施設や障がいの度合いにもよりますが、僕が関わっている施設では、月に3～4万円程度。かなり少ないのですが、これでもいいほうだと言われています。

しかし、これでは自立して生活することはできません。親御さんが元気なうちは、その保護下で暮らせますが、自活は厳しいのです。

僕は、こうした現状を知り、それを変えたいと思いました。

国の仕組みを変えるのはむずかしいけど、彼らがたくさん稼いで、多くの分配金をもらえるようになったらいいのではないか？

そのために、いま右肩上がりのプロテインをたくさん売って、彼らが儲かる仕組みをつくれないか？　と考えたのです。

鍛錬は人のためにある

海外では、有名アスリートは自分の所得の半分以上を寄付したりします。

「鍛錬は自分のためではなく、人のためにある」という僕の考えもこれと通じます。

プロテインにも、この鍛錬は人のため、という考えを当てはめられないか――。

自分の体を鍛える人たちが、障がい者がつくったプロテインを飲む。障がい者からすれば、その代金が自分たちに還元されるだけでなく、人々の力になるという社会的な意義も感じられる。

いっぽう、プロテインを飲んで鍛錬する人は、お金という形で直接的に自分の力を社会に還元できる。

これが僕の提唱する「ソーシャルプロテイン」という考え方です。「鍛える」というエネルギーが、お金を伴って社会に回っていくシステムです。

僕はこの事業で儲けるつもりはありません。きれいごとのように聞こえるかもしれませんが、彼らにお金が回る仕組みをつくる。それが僕のミッションです。

福祉会の人には販売や宣伝の仕事はむずかしいので、その役は、スポーツ選手や著名なトレーナー、文化人の方々に担っていただく。

いわゆる「アンバサダー」（大使）ですが、僕のこうした考えに共鳴してくださる人が増えるほど、ソーシャルプロテインは現実のものになる。

こうした仕組みが宮城県だけでなく、全国に広まればいいと考えているのです。

人間が活き活きと生きていくために

「プロテイン」の語源は、ギリシャ語で「一番大切なもの」だと言います。

それが転じて、人体を構成するもっとも大切な栄養素の「たんぱく質」を「プロテイン」と呼ぶようになった……。

そんな話を聞いたことがありますが、人間が生きるうえで大切な幸福の原則を僕なりにお話しさせていただきます。


人間が活き活きと生きていくためには3つの要素が必要と、僕は思っています。

- **自分の意思が主張できること**
- **自分の存在が必要とされること**（逆に言えば、人を必要とする、大切にすること）
- **他者と共感できること**

この3つは、自分の心がけ次第でいつでも実践可能なものですが、しかし田舎にいても東京にいても、それが減ってきているのを感じているのです。

・自分の意思が主張できること

病気などで一切の筋肉が動かなくなってしまった状態を「閉じ込め状態」と言いますが、この方たちは自分の喜怒哀楽を表現できません。

想像してみて下さい。脳は思考し感情もあるのに、一切の表現方法がない。瞼すら自分で開けられない、眼球も動かせません。このような苦しみがあるでしょうか。

たとえ文句でも愚痴でも、自分の気持ちを発することができる肉体をもっていることのありがたみを忘れてはいけません。

体は大切にするものです。幸福のベースとは、まずは健康な体の上に成り立つことを忘れてはいけません。

・自分の存在が必要とされること

パーソナルトレーナーをやっているときに感じたことですが、世間の経営者は自分の主張が世の中に認められるのが好きです。

いや、大なり小なり、多くの人のモチベーションはここにあります。自分が必要とされるということは、自分の意見が正しいと証明するようなものですから。

しかし、中には本意ではないけれど、必要とされたいばっかりに自分を抑え、相手に気に入られるように振る舞ってしまう人も多いのです。

それはそれで生き方かも知れませんが、私はそうは思いません。ありのままの自分で生きて、そしてその自分が多くの人に必要とされるのが理想だと思います。

もちろん「自分らしさ」なんていうものに行きつくには、相当の人生経験を積まなければなりませんが……。

・共感できることが多いこと

どんなに頭がよくてお金を儲けていても、人と共感できなければ、いつまでも孤独なままです。

孤独が人間を一番苦しめます。自分以外はみんなバカだと言う有名な経営者もいますね。いくら頭脳明晰でお金を稼いでいても、そんな考え方で生きていたら孤独ではないでしょうか。僕に言わせれば、人を馬鹿だと見下すくらいなら、どこかの山奥でひとりで暮らせばいいと思うのです。

また、近年のSNSは異常に感じます。SNSが流行るのは、「いいね！」と押してもらえれば、共感し、認めてもらえたと感じるからです。

でも、SNSの「いいね」には儀礼的なものが多分に含まれているので、ネット上でいいねと押されても、生身のあなた自身が満足することはできません。

だからSNSはエスカレートするし、依存性が高いのです。知らぬ間に自分を見失っている人が多いのではないでしょうか。

共感は自分の心がけ次第です。相手に無理に合わせることは不要です。身近なこと、身近な人に、生身の共感を得ることがもっとも大切なことです。

そのために己の心によどみなく、自分に嘘をつくことなく素直に生きることです。

誰でも子どものころはそうだったと思います。大人になっても、自然体で素直に喜びを共感できるようになりたいものです。

お話ししたいことは尽きませんが、この辺で筆を擱《お》きます。

ここまでお読みいただき、誠にありがとうございます。

プロテインや僕のささやかな助言を、みなさんの健康と充実した暮らしに少しでもお役立ていただけるなら、とてもうれしく思います。

山本圭一

参考文献
「勝つカラダをつくる！プロテインBOOK」杉浦克己・監修（スキージャーナル）
「スポーツ栄養学」寺田新（東京大学出版会）
「アミノ酸　タンパク室と生命活動の化学」船山信次（東京電機大学出版局）
「見てわかる！栄養の図解事典」中村丁次（ＰＨＰ研究所）
「筋肉と関節のしくみがわかる事典」竹井仁・監修（西東社）
「実用ハンディ版　食品成分表」香川芳子・監修（女子栄養大学出版部）

山本圭一　やまもと・けいいち
鍛錬家、株式会社プロテイン工房代表／プロテインブレンダー。1979年生まれ。中学時代に独学でトレーニングを始める。高校卒業後はトレーニングを極めるべく自衛隊に入隊。初級偵察教育で隊長賞を受賞。その後、フィットネス業界に転身。独自のトレーニングメソッドが支持され、予約のとれないパーソナルトレーナーになる。2008年『仕事ができる人はなぜ筋トレをするのか』(幻冬舎)を出版、13万部を超えるベストセラーに。2011年、東日本大震災の直後から宮城県石巻市雄勝町に移住し、漁師の仕事をしながら、鍛錬家として「勧善道場」の運営を行う。2018年、株式会社プロテイン工房を立ち上げ、プロテインへの正しい理解を広め、鍛錬の恩恵を社会に還元するソーシャルプロテインの道を追求している。著書は『鍛錬の流儀』（柏書房）他、多数。http://www.protein-kobo.com

ゼロからはじめるプロテイン生活
あなたにはなぜプロテインが必要なのか？

発行日■2019年7月1日

著　者■山本圭一

発行人■小宮秀之
発行所■株式会社メディアパル
〒162-8710 東京都新宿区東五軒町6-24
TEL：03-5261-1171　FAX：03-3235-4645

企画・編集■株式会社 BE-million

ブックデザイン■大野恵美子（studio Maple）
本文イラスト■瀬川尚志
印刷・製本■株式会社光邦

ISBN978-4-8021-1034-1